U0394860

● 左 翔 主编

ZaoQiFeiAi BaiLi CT DaoDu

早期肺癌百例CT导读

上海科学普及出版社

早期肺癌百例 CT 导读
编辑委员会

主　　编　左　翔

副 主 编　徐国厚

编　　委（以姓名笔画为序）

马光辉　王　逊　王丁要　左　翔　吴建彬

陈　斌　罗　杨　徐国厚　黄吟华　黄海峡

◆ 序 言 ....

　　进入21世纪，肺癌的发病率明显增高，死亡率也居高不下。究其原因，主要是就诊者多为中晚期，失去早期手术根治的机会。因此，早期发现、早期诊断则成为肺癌防治过程中一个重要的环节，既往胸片检查发现的肺癌极少为早期的病例，事实也证明此项检查难以担此重任。近年来，随着多排CT的普及以及人们对健康理念的更新，运用多排胸部CT筛查早期肺癌越来越受到重视，国内外的筛查也取得了令人欣慰的结果。此项技术能够发现极早期的肺癌，原位腺癌、微浸润腺癌，二者手术干预后5年生存率近100%。

　　华东疗养院自2012年起采用低剂量多排螺旋CT进行肺癌筛查，积累了大量经手术证实的早期肺癌的病例，同时也积累了一定的CT诊断的经验及体会，既有成功案例，也有经验教训。本书将以CT图像实例逐个解读早期肺癌的征象，介绍诊断及鉴别诊断的要点。

　　影像诊断永远在追求与病理的统一，但在实际工作中仍有一定的难度，"同病异影，异病同影"在早期肺癌的CT图像中同样存在，书中也列举了这样的病例。

　　此书由华东疗养院放射科众多人员参与编写，我们的经验体会当属一家之言，认识上难免会有错误、不足或考虑不周之处，期望读者予以谅解，批评指正。希望该书能提高专业人员对早期肺癌的CT诊断的认识。

左　翔

2020年5月

目 录

上篇 基础知识

第一节 肺脏的正常解剖

肺脏的位置、形态及分叶

肺脏（Lungs）位于胸腔内，借肺根和肺韧带固定于纵隔两侧。肺表面包有胸膜脏层，透过胸膜脏层可观察到多边形肺小叶的轮廓。小儿肺呈淡红色，成人肺由于大量尘埃的吸入和沉积多呈深灰色，并混有很多黑色斑点。肺内含有空气，呈海绵状，质地柔软。

肺的形态依空气充盈程度和胸廓的形状而变化，一般为圆锥形。每侧肺都分为上部的肺尖、下部的肺底（膈面）、外侧的肋面和内侧的纵隔面及三个面交界处的前、后、下三个缘，肺底与膈穹相适应，应略向上凹。肋面膨隆，与胸壁的肋和肋间隙相接触。纵隔面对向纵隔。肺的前缘锐利，在肋面与纵隔面之间；后缘圆钝。左肺由斜裂分为上、下两叶。右肺为水平裂和斜裂分为上、中、下三个叶。见下图。

支气管的分支

右肺支气管分为上叶支气管、中叶支气管、下叶支气管。右上叶支气管分为尖、后、前三个肺段支气管。右中叶支气管分为内侧支、外侧支两支气管。右下叶支气管分为背支和内、前、外、后三个基底支。左肺分为上、下叶支气管。左上叶支气管先分为上、下两支气管，上支再分为尖后段及前段；下段又称为舌支，分为上舌段及下舌段。左下叶支气管分为内前、外、后三个基底支。见下图。

肺段

肺段是气管第三级分支及其所属肺组织构成的一个支气管肺段。呈锥体形，尖向肺门，是肺段

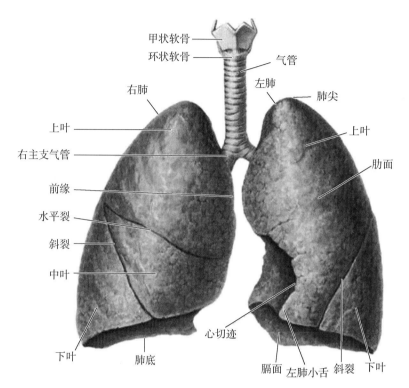

甲状软骨
环状软骨
气管
右肺
左肺
肺尖
上叶
上叶
右主支气管
肋面
前缘
水平裂
斜裂
中叶
心切迹
下叶
肺底
膈面
左肺小舌
斜裂
下叶

气管、支气管和肺（前面观）

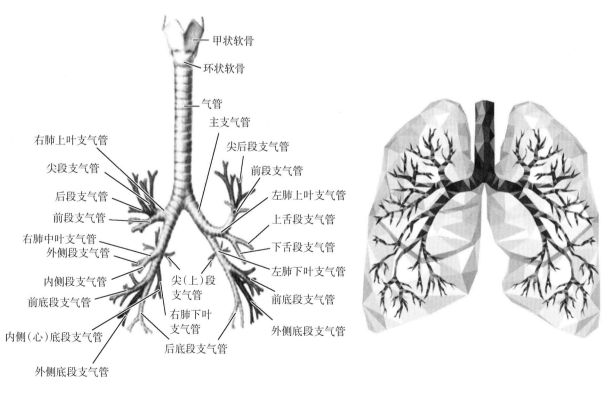

甲状软骨
环状软骨
气管
主支气管
右肺上叶支气管
尖后段支气管
尖段支气管
前段支气管
后段支气管
左肺上叶支气管
前段支气管
上舌段支气管
右肺中叶支气管
下舌段支气管
外侧段支气管
左肺下叶支气管
内侧段支气管
尖（上）段支气管
前底段支气管
前底段支气管
内侧（心）底段支气管
右肺下叶支气管
外侧底段支气管
外侧底段支气管
后底段支气管

气管、支气管的分布

支气管及血管出入的门户,即第三肺门。底朝肺表面各占有一定部位,与相邻肺段之间有结缔组织隔开。在段内,动脉与支气管伴行,静脉走行于肺段之间,可作为分界标志。每一肺段都有自己的动脉和支气管,相邻两个肺段共用一条静脉。因此肺段是一个解剖结构与生理功能单位。一般将右肺分为10段,左肺分为8或10段。肺段在CT表现见下图。

左肺 上叶:尖后段(S1+2)、前段(S3)、上舌段(S4)、下舌段(S5);下叶:背段(S6)、内前基底段(S7+8)、外基底段(S9)、后基底段(S10)。

右肺 上叶:尖段(S1)、后段(S2)、前段(S3);中叶:外侧段(S4)、内侧段(S5);下叶:背段(S6)、内基底段(S7)、前基底段(S8)、外基底段(S9)、后基底段(S10)。

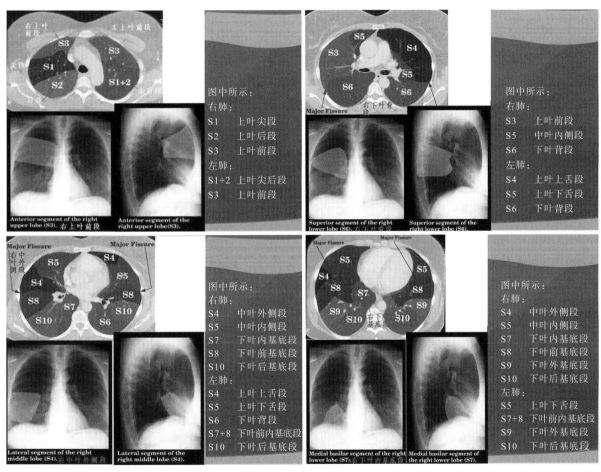

肺段CT表现

第二节　胸部低剂量CT的检查应用

计算机体层成像（Computed Tomography，简称CT）是继1895年伦琴发现X线以来，医学影像学发展史上的一次革命。由于具有密度分辨率和空间分辨率高、对病灶定位和定性准确、可以为临床提供直观可靠的影像资料等优势，CT检查已成为临床医学不可缺少的诊断手段。

低剂量CT扫描的概念及临床意义

1. 概念

低剂量扫描技术可分为基本技术和次级技术。基本技术是指非调制性的固定电流时间乘积的降低。次级技术包括Z轴电流调制X-Y-Z轴电流调制等技术。适当低剂量CT扫描与常规剂量CT扫描相比，两者间成像的分辨率、对比度、清晰度、伪影等无统计学差异。

2. 临床意义

首先，低剂量CT极大地降低了辐射所带来的危害和风险。常规胸部CT辐射剂量大约是胸片的100倍、乳腺钼靶片的10倍。与常规CT扫描条件（180～200 mAs）相比，胸部低剂量CT扫描使患者所受X线辐射剂量下降了80%，甚至更多，即接受3～4次胸部低剂量CT扫描仅相当于1次常规胸部CT辐射剂量。其次，低剂量（低kV）CT扫描在CT血管成像时可降低含碘对比剂用量及注射流率，减少容易产生肾病的高危患者、年老体弱、心功能不全者等特殊人群由对比剂注入而带来的不良反应发生率。另外，低剂量CT扫描降低了CT球管和探测器的损耗，降低了CT的运营成本。

3. 降低CT辐射剂量的方法

首先是生产厂家硬件设计的优化、软件的开发和升级。如由螺旋扫描方式回归为体层扫描方式，由回顾性心电门控改为前瞻性心电门控。其次是个性化剂量管理，包括检查技术的优化和改进、个性化选择扫描（参数、管电压、管电流、曝光时间、螺距、准直宽度、扫描视野及轴扫描覆盖范围等）。两者相结合才能最大限度地降低受检者的辐射剂量。大多数学者认为20～50 mAs是临床应用的理想范围，其具体的应用应根据设备和目的的不同而加以调整。如在8层CT上，30 mAs可作为肺结节的筛查条件；而在16层CT上，20 mAs就足够；到了64层CT上，15 mAs就能够获得满意图像。随着研究目的的不同，扫描条件也应随之变化，如仅用于筛查肺内结节时，由于肺组织密度很低，天然对比很大，可以使用最低的辐射剂量；而如果进行胸壁病变或胸部血管成像扫描，则需要增加扫描条件。

胸部低剂量CT扫描前准备

1. 设备准备

检查室按照各类型设备的要求提供适宜的温度和湿度；依照CT设备开机的要求按步骤操作；按设备要求预热X线管；确保有足够的存储空间和数据传输通畅；确保高压注射器处于完好待用状态；CT室要配备常规急救器械和药品。

2.受检者准备

受检者检查前,去除被检部位的金属饰品或可能影响X线穿透力的物品;胸部检查前进行屏气训练,嘱其扫描过程中保持体位不动,保证扫描时胸部处于静止状态;不合作的受检者(如婴幼儿、躁动不安或意识障碍者),在CT扫描前给予镇静。

3.操作者准备

登记检查是要认真核对受检者信息;根据受检者的特点、诊断的需要设置个性化的扫描流程与参数;熟练掌握CT机的性能和特点;向受检者做好解释工作,消除其顾虑和紧张情绪,检查时取得患者配合;能够熟练掌握心肺复苏术,在受检者发生意外时能及时参与抢救。

4.控制图像质量

检查部位符合临床诊断需求,图像上无由于设备故障造成的伪影;图像采集和重建参数符合影像诊断的需求;图像标识显示完整。

胸部低剂量CT扫描技术

1.扫描体位

仰卧位,头先进,两臂上举抱头,身体置于床面正中。驼背或不宜仰卧者、对少量胸腔积液和胸膜肥厚进行鉴别诊断者可采用俯卧位。扫描范围为从肺尖开始到肺底。

2.扫描参数

(1)采用螺旋CT容积扫描技术,依据受试者体重,管电压采用100 ～ 140 kVp,管电流 < 60 mAs。总辐射暴露剂量5 mSv。

(2)扫描范围从肺尖到肋膈角(包括全部肺),患者吸气末一次屏气完成扫描。

(3)扫描后原始数据行薄层重建,重建层厚为0.625 ～ 1.25 mm。为方便进行计算机辅助检测及容积分析,建议层间有20% ～ 30%重叠。

(4)薄层重建算法建议采用软组织密度或肺算法,不建议采用高分辨率骨算法,引起对软件容积分析重复性影响较大。

(5)对于呼吸困难不能屏气者,扫描中应适当加大螺距,缩短扫描时间,以减少运动伪影。

3.高分辨率成像

肺弥漫性、间质性病变以及可疑支气管扩张时,可采用高分辨率扫描模式,层厚和层间距均为0.6 ～ 1.0 mm,采用高分辨率算法重建。

4.增强扫描

对比剂用量60.0 ～ 70.0 ml,流率2.0 ～ 2.5 ml/s,延迟扫描时间30 ～ 35 s。扫描范围和扫描参数同常规平扫。

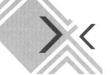
低剂量胸部CT检查的适应证

纵隔：肿瘤、淋巴结肿大、血管病变等。

肺：肿瘤、结核、炎症、间质性和弥漫性病变等。鉴别肺门增大的原因，区分血管性结构、淋巴结肿大和肿块。

胸膜和胸壁：定位胸膜腔积液和胸膜增厚的范围与程度，鉴别包裹性气胸与胸膜下肺大泡，了解胸壁疾病的侵犯范围及肋骨和胸膜的关系，了解外伤后有无气胸、胸腔积液及肋骨骨折等情况。

心包和心脏：明确心包积液、心包肥厚及钙化程度，鉴别心脏原发或继发肿瘤。

大血管病变：诊断各种胸部大血管病变，包括主动脉瘤、夹层动脉瘤、肺动脉栓塞、大血管畸形等。

图像常用的后处理技术

随着多排螺旋CT的迅猛发展，后处理技术也日新月异，包括多平面重组（Multi-Planar Reconstruction，简称MPR）、滑动薄层块技术、最大密度/最小密度投影（Maximum Indensity Projection/Minimum Intensity Projection，简称MIP/MinIP）、三维表面遮盖技术（3-Demension Shaded Surface Display，简称3D-SSD）、容积显示（Volume Rendering，简称VR）及CT仿真支气管镜（Virtual CT Bronchoscope，简称VB）等。后处理技术主要用于横断面影像的补充说明，多种后处理技术综合应用有助于更准确地把握病变的影像学特征，进而做出较为准确的诊断。

1. 多平面重组

MPR能够冠状、矢状、斜冠状、斜矢状等多方位显示病灶形态特征，可按诊断需要显示支气管、血管走向及其与病变的关系。滑动薄层块技术属于多平面重组范畴，是层厚较厚的MPR技术，根据需要调节层块厚度。合并窗技术的合理应用，对病灶密度、病灶内及邻近支气管及血管均有良好的显示效果。

2. 最大密度投影/最小密度投影

MIP/MinIP显示静脉注入对比剂后动脉期病灶与血管的关系，部分甚至可明确肿瘤的供血动脉和（或）引流静脉，在明确诊断的基础上对治疗方式的选择也很有帮助。MIP/MinIP可直观显示气道改变及病灶与临近气道的关系。

3. 三维表面遮盖技术

3D-SSD首先确定选择兴趣区的CT阈值的切割参数（Segmentation Pararmeters）根据规定的CT阈值取得成像容积内的二维影像，然后将CT值以上的连续性像素构筑为三维结构模型，再以假想的光源投照于三维模型表面，以灰阶的方式或伪彩的方式显示三维结构模型的表面影像。显示多方位病变与肺组织的空间关系，直观、方便，定位准确，可作为外科手术导航的定位辅助。

4. 容积显示

VR使假定的投影线从给定的角度上穿过扫描容积，对容积内的像素信息做综合显示的方法。该方法首先确定扫描体积内的像素-密度直方图，以直方图的不同峰值代表不同的组织，然后计算每个像素内各种组织的百分比,继而换算成像素的不同灰度。该重建技术显示容积的所有结构,故需结合深度、遮盖表面显示技术、旋转技术及适当的强度(密度)切割技术共同施行。显示时,赋予影像以不同的色彩与透明度,给人以近于真实三维结构的感受。

5. CT仿真支气管镜

VB利用计算机软件功能,将螺旋CT容积扫描获得的图像数据进行后处理,重建出空腔器官内表面的立体图像,类似纤维内窥镜所见。CT仿真支气管镜在中央型肺癌的直观显示中有一定优势。

推荐应用计算机辅助检测(Computer Aided Design,简称CAD)软件结合人工阅片,提高结节检出率。

第三节　低剂量胸部CT早期肺癌的筛查

由于人口老龄化和空气污染呈不断加重趋势，且吸烟率居高不下，肺癌成为世界范围内发病率和死亡率最高的癌症。2019年中国国家癌症中心最新公布的数据显示，2015年我国新发肺癌病例约为78.7万例，发病率为57.26/10万，肺癌发病率和死亡率均居恶性肿瘤的首位。由于发病隐匿，约70%的肺癌患者确诊时已处于病程中晚期，失去了手术机会，肺癌预后极差，ⅢA～Ⅳ期患者5年生存率仅2%～26%，但早期肺癌患者的5年生存率可达70%以上。因此，早期诊断、早期治疗成为提高肺癌生存期和降低肺癌死亡率的最重要措施。

肺结节的定义和分类

1. 定义

肺结节影像学表现为直径≤30 mm的局灶性、类圆形、密度增高的实性或亚实性肺部阴影，可为孤立性或多发性，不伴肺不张、肺门淋巴结肿大和胸腔积液。研究发现，肺结节的发病率为35.5%，其中诊断为肺癌的肺结节占0.54%；年吸烟量超过30包的人群肺结节的发病率为25.9%，其中诊断为肺癌的占1.1%。局部病灶直径>30 mm者称为肺肿块，肺癌的可能性大，不在讨论的范围内。

肺结节并不等于早期肺癌，肺内很多疾病都会形成结节。良性病变如炎症、结核、霉菌、亚段肺不张、出血等；恶性病变则可能有原发性肺癌或肺内转移癌。另外，经过长时间变化后，有部分良性病灶也可能转化为恶性病变。据有关人群大样本的统计发现，初次CT检查发现的肺部小结节，80%～90%都是良性病变，但却需要高度重视，因为仍有一定比例的早期肺癌，定期检查必不可少。

2. 分类

2.1　根据肺结节的数量分类

（1）单发性肺结节（即为孤立性肺结节）：表现为多无明显症状，边界清楚、密度增高、直径≤30 mm。其中，有研究显示孤立性肺结节在30岁以下人群中的恶性率为1%～5%，70岁人群中肺结节恶性率可达80%以上。

（2）多发性肺结节：表现为2个及以上的病灶，或表现为单一肺结节伴有一个或多个小结节。多发性肺结节在一个部位或者多个部位，在肺上叶、中叶、下叶，具体的部位视具体情况而定。

2.2　根据肺结节的大小分类

为便于更好地指导分级诊疗工作，根据肺结节直径的大小可分为：微小结节（直径<5 mm）、小结节（直径5～10 mm）、肺结节（直径30 mm以下）。

微小结节对于患者来说，半年甚至一两年之内都没有很大的威胁，可以放心地在基层医院管理；小结节可以在有诊治经验的中国肺癌防治联盟肺结节诊治分中心管理；肺结节则应该尽早诊治，如果不能确诊，建议进行多学科会诊。

2.3　根据肺结节的密度分类

2.3.1　密度分类

可分为实性肺结节（Solid Nodule）和亚实性肺结节（Subsolid Nodule），后者又包含纯磨玻璃结节（pure gmundglass nodule，简称pGGN）和混合磨玻璃结节（mixed groundglassnodule，简称mGGN）。

（1）实性肺结节：是指结节内已没有磨玻璃成分，全部为软组织密度或更高的实性灶代替。CT值为20～60 HU或更高。在肺内呈圆形或类圆形密度增高影，病变密度足以掩盖其中走行的血管和支气管影。

（2）亚实性肺结节：所有含磨玻璃密度的肺结节均称为亚实性肺结节，其中磨玻璃病变指CT显示边界清楚或不清楚的肺内密度增高影，但病变密度不足以掩盖其中走行的血管和支气管影。亚实性肺结节中包括纯磨玻璃结节、磨玻璃密度和实性密度均有的混合磨玻璃结节，后者也称部分实性结节（Part Solid Nodule）。根据混合密度磨玻璃结节中磨玻璃影的比例＝［（磨玻璃影成分最大径－实性成分最大径）/磨玻璃影成分最大径］×100%进行量化。通常，pGGN内磨玻璃影比例＞95%，mGGN密度较混杂，病灶内常出现掩盖部分肺纹理的实性成分。有研究显示，pGGN的恶性比例可达59%～73%，mGGN恶性比例可高达80%以上。

2.3.2　磨玻璃结节的病理基础

病理状态下，当肺泡腔内有液体潴留、出血、炎细胞浸润、肺间质水肿增厚、纤维化时均可使相应部位的肺血容量、肺内血管外体液量等发生变化，从而导致单位像素内肺气体含量减少，肺泡部分萎缩，使局部肺组织密度增高而形成磨玻璃结节。

磨玻璃结节可以是肺内良性病变，如炎症、出血及纤维化；或是癌前病变，如非典型腺瘤样增生（Atypical Adenomatoushyperplasi，简称AAH）、原位腺癌（Adenocarcinoma Insitu，简称AIS）；也可能为恶性肿瘤，如微浸润腺癌（Minimally Invasiveadenocarcinoma，简称MIA）、浸润性腺癌（Invasive Adenocarcinom，简称IAC）等。组织病理学显示，AAH、AIS、MIA及IAC均由Clara细胞或Ⅱ型肺泡上皮细胞转变而来，沿呼吸性细支气管及肺泡壁伏壁式生长，若无周围浸润和肺泡塌陷，则CT图像上表现为pGGN；若伴肿瘤细胞浸润、局部组织堆积或肺泡壁萎陷时，则表现为mGGN。

在临床上，病理分类显得尤为重要。它不仅可以作为决定手术方法的依据，还为疾病的后续治疗提供了一定的指导意义。

2.4　肺结节的相关肺腺癌的新分类

由于肺腺癌占所有被检测出肺癌的65.4%，发病率较高，肺腺癌一直是肿瘤学、分子生物学、病理学、影像学和外科学的研究热点。2011年2月，国际肺癌研究联合会（Intemational Association for the Study of Lung Cancer，简称IASLC）、美国胸科学会（American Thoracic Society，简称ATS）和欧洲呼吸协会（European Respiratory Society，简称ERS）联合发布了肺腺癌多学科新分类。该分类提出了临床诸学科的肺腺癌综合诊断标准，统一了诊断分类和术语，以期依据该分类做出更明确的影像学诊断，从而指导临床治疗方案的选择。

IASLC/ATS/ERS 的肺腺癌的新分类（2011）

浸润前病灶	不典型腺瘤样增生	
	原位腺癌	
浸润性病灶	微浸润腺癌	
	浸润腺癌	伏壁为主型
		腺泡为主型
		乳头为主型
		微乳头为主型
		伴黏液产生的实体为主型
	浸润腺癌的变异型	黏液性浸润腺癌
		胶样型
		胎儿型
		肠　型

肺结节的CT影像特征和良恶性的评估

1. 影像学诊断与鉴别

肺结节的影像学诊断和鉴别诊断要点可以从外观和内部特征两个角度来进行初步判断。良恶性的评估主要通过外部特征(包括结节大小、形态、边缘、瘤-肺界面等)、内部结构特征(包括密度、结构变化)及随访的动态变化。另外,功能显像也有助于区分肺结节的良恶性。

1.1 肺结节的外观评估

(1)结节大小:随着肺结节体积增大,其恶性概率也随之增加。但肺结节大小的变化对其定性诊断价值有限,还需结合形态及密度方面变化。在临床实践和研究中,更多被采用的是结节最大长径这一指标,操作方便、实用和可重复性强。有文献报道一般病灶越小,则良性可能性越大,尤其是5 mm以下者绝大部分为良性,如果直径超过10 mm,恶性结节的可能性可达88.7%。

(2)结节形态:大多数良性肺结节的形态为圆形或类圆形,与恶性实性结节相比,恶性肺结节出现不规则形态的比例较高。

(3)结节边缘:毛刺征通常反映了恶性肿瘤向周围血管、淋巴管、支气管的浸润;而分叶征主要是由于多极性生长的肿瘤受到周围肺间质的阻挡使结节成为分叶形;胸膜凹陷征是由于病变内纤维组织收缩牵拉邻近脏层胸膜形成凹陷所致。结节边缘多呈分叶状或有毛刺征(或称棘状突起)常提示恶性的可能;而良性肺结节多数无分叶,边缘可有尖角或纤维条索等,周围出现纤维条索,胸膜增厚等征象。

(4)结节的临近结构:病灶周围的胸膜凹陷征与血管集束征亦为鉴别良恶性常见且有价值的特征。胸膜凹陷征是由于病变内纤维组织收缩牵拉邻近脏层胸膜形成凹陷所致。血管集束征指血管向瘤体聚集,或贯穿病灶或在病灶处中断。随着病变浸润程度的增加,出现胸膜凹陷、血管集束的可能性逐步增加。

(5)结节瘤-肺界面:多数研究认为恶性病灶的瘤-肺界面边缘多清楚但不光整,系肿瘤呈堆积式缓慢生长或压迫周围肺组织形成假包膜所致;炎性病灶常因炎性渗出物浸润肺泡实质和间质或局限性纤维化使病变边缘与邻近肺组织分界不清,界面模糊;而良性非炎性肺结节边缘多清楚整齐甚至光整。需要注意的是浸润性磨玻璃结节与实性结节相比,病灶周围毛刺征的出现概率相对较低。根据外观判断良恶性是"以貌取人",尽管"分叶、毛刺、胸膜凹陷征"是恶性病变的特点,但早期肺癌的小结节很少出现这些典型的特点,所以同时需要根据病灶内部实际特征进行鉴别。

1.2 肺结节的内部特征

(1)密度:肺结节的密度越高则恶性概率大,密度越低则恶性概率偏低,CT平均值对磨玻璃结节性质的鉴别具有重要值。Kitami等的研究将CT平均值-600 HU作为浸润前后病变的临界密度,Xiang等的研究结果以CT平均值-520 HU MIA作为与浸润前病变的阈值;密度均匀的pGGN,尤其是 < 5 mm的pGGN常提示不典型腺瘤样增生;密度不均匀的mGGN,实性成分超过50%常提示恶性可能性大,但也有报道显示部分微浸润腺癌或浸润性腺癌也可表现为pGGN;持续存在的磨玻璃结节大多数为恶性,或有向恶性发展的倾向。

(2)结构:空泡征系指病灶内≤5 mm小泡状低密度影,主要是未闭小支气管或被肿瘤组织溶解破坏的肺泡腔。在横轴位CT上呈长条状或分支状的含气影为空气支气管征。Jin X与Oda S研究发现,空泡征、空气支气管征最常见于浸润性腺癌。为了更加准确评估结节病灶内及周边与血管的关系,可进行CT增强扫描,或将≤1 mm层厚的CT扫描图像经图像后处理技术进行重建分析,结节血管征的出现有助于结节的定性。

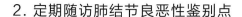

2. 定期随访肺结节良恶性鉴别点

（1）如下变化特征属良性倾向：肺结节变小或病灶迅速变大，倍增时间小于15天；结节无分叶，周围少许纤维索条影；边缘模糊或边缘清楚、光整；结节直径小于5 mm的pGGN多提示不典型增生或原位癌；长期随访2年以上实性结节仍稳定，变化不明显。

（2）如下变化特征属恶性倾向：肺结节较大，倍增时间符合肿瘤生长规律；病灶形态出现不规则形；结节边缘出现分叶、毛刺、胸膜凹陷、血管集束征等；结节出现密度不均匀，实性成分超过50%；结节内部出现支气管管腔不规则、被包埋管壁增厚；病灶CT增强示强化大于15 HU；随访中出现病灶增大、实性成分增加、新血管生成。

第四节　早期肺癌的临床处理原则

低剂量螺旋CT筛查肺癌高危人群的确定

参考美国国立综合癌症网络（National Comprehensive Cancer Network，简称NCCN）肺癌筛查指南、美国胸科医师学会（American College of Chest Physicians，简称ACCP）发布的临床指南及中华医学会放射学分会心胸学组发布的"低剂量螺旋CT肺癌筛查专家共识"，建议将我国肺癌高危人群定义为年龄≥40岁且具有以下任一危险因素者：

1．吸烟≥20包/年（或400支/年），或曾经吸烟≥20包/年（或400支/年），戒烟时间＜15年；

2．有环境或高危职业暴露史（如石棉、铍、铀、氡等接触者）；

3．合并慢阻肺、弥漫性肺纤维化或既往有肺结核病史者；

4．既往罹患恶性肿瘤或有肺癌家族史者。

肺结节的简单临床处理策略

1．孤立性实性结节

（1）直径＜8 mm的肺结节：分为＜4 mm、4～6 mm及6～8 mm，根据恶性可能性的大小，选择3～6个月、半年或1年随访复查，稳定后仍年度随访复查。

（2）直径8～30 mm的肺结节：视恶性概率高低选择每半年随访、增强CT或PET-CT、非手术活检或手术切除。

2．孤立性亚实性结节

（1）孤立性pGGN：≤5 mm，6个月复查，此后年度复查；＞5 mm，3个月复查，此后年度复查。

（2）孤立性mGGN：≤8 mm，3～6个月、12个月或每年复查；＞8 mm，3～6个月复查，若持续存在建议进一步PET-CT、非手术或手术切除等。

3．多发性肺结节

评估中发现有1个占主导地位的结节和（或）多个小结节者，建议单独评估每个结节，密切随访，早期处理。

下篇　肺癌实例CT导读

第一节　肺原位腺癌

肺原位腺癌（AIS）组织学表现：局限化病变，直径≤30 mm，肿瘤细胞完全沿肺泡壁生长，无间质、血管或胸膜浸润，没有形成乳头或微乳头结构，肺泡无肿瘤细胞侵及。病理上AIS分为非黏液性、黏液性、黏液性和非黏液混合型3种，绝大多数AIS为非黏液性，黏液性AIS极少见，非黏液性AIS在影像学上常表现为磨玻璃结节，黏液性AIS在影像学上常表现为实性结节。CT图像上AIS的常见表现：圆形或类圆形纯磨结节，直径5～10 mm，边缘清晰，结节的内部密度相对较均，可见空泡征，CT平均值多在−500 HU～−600 HU区间，多数可见有血管支相连或进入结节。实际工作中，磨玻璃结节影像表现不可能千篇一律，而是千变万化，但万变不离其宗，磨玻璃结节的诊断还是按此思路分析、鉴别，分析上述改变的权重比，从而得出正确的诊断。本节将AIS归纳为五类进行导读，典型、AAH型、血管型、结节套结节型、高密度型。

典型AIS

1. 女性，54岁，体检。

所见：右肺上叶尖段类圆形磨玻璃结节影，横断位最大径线7.3 mm×6.2 mm，CT平均值为−519 HU。

瘤体内部：密度不均，见点状低密度影及点状高密度影。

瘤—肺界面：结节边缘清晰。

血管征象：细小血管支与结节相连，一支血管长驱直入进入结节的外周带。

影像诊断：原位腺癌

术后病理：原位腺癌

点评：本例磨玻璃小结节影像学上是典型的原位癌表现，清晰的边缘是排除炎症的重要征象，纯磨结节、7.3 mm的瘤体直径有别于AAH的大小,瘤体内清晰的1 mm的点状低密度影为典型的空泡征,多角度显示结节与血管相连并进入结节,末端略呈杵状。CT平均值为−519 HU,落于AIS常见的CT值区间(−600 HU ~−500 HU)。结节内无实性密度,不考虑MIA。

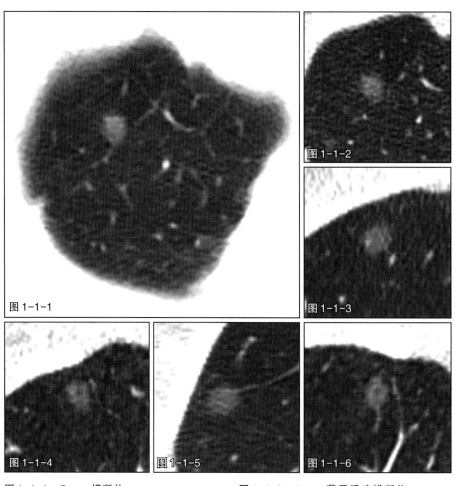

图 1-1-1　5 mm横断位 　　　图 1-1-2　1 mm薄层重建横断位
图 1-1-3　1 mm薄层重建矢状位 　图 1-1-4　1 mm薄层重建冠状位
图 1-1-5　1 mm薄层重建多角度 　图 1-1-6　1 mm薄层重建多角度

2. 女性,47岁,体检。

所见:左肺上叶尖后段类圆形磨玻璃结节,横断位最大径线9.2 mm×7.8 mm,CT平均值为−557 HU。

瘤体内部:密度欠均,隐约见点状高密度影。

瘤—肺界面:结节边缘清晰。

血管征象:很清楚的一支血管进入结节的外周带,结节内血管段略显增粗。

影像诊断:原位腺癌

术后病理:原位腺癌

点评:本例磨玻璃小结节影像学上是典型的原位癌表现,清晰的边缘是排除炎症的重要征象,纯磨结节、9.2 mm的瘤体直径有别于AAH的大小,CT平均值落于AIS常见的CT值区间(−600 HU ~−500 HU),进入结节外周带的血管是肺静脉。结节内无实性密度,不考虑MIA。

本例特点:典型大小、典型密度的AIS,血管改变为肺静脉进入结节的外周带。

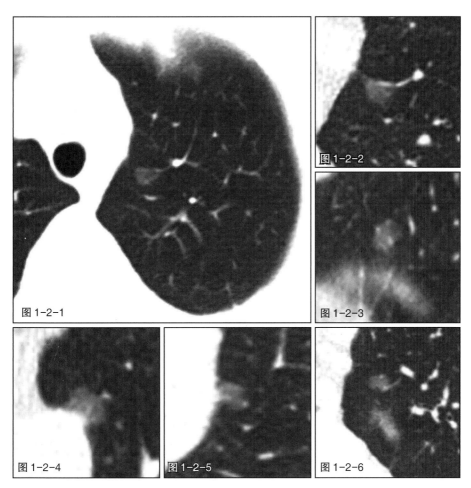

图1-2-1 5mm横断位　　　　　　　　图1-2-2 1mm薄层重建横断位
图1-2-3 1mm薄层重建矢状位　　　　图1-2-4 1mm薄层重建冠状位
图1-2-5 1mm薄层重建多角度　　　　图1-2-6 1mm薄层重建多角度

3. 女性,55岁,体检。

所见:右肺上叶尖段类圆形磨玻璃结节影,直径约9mm,CT平均值为-570HU。

瘤体内部:密度不均,见点状高密度影,结节中心点状低密度影。

瘤—肺界面:结节边缘清晰。

血管征象:细小血管分支进入结节内,隐约见分支增粗(图1-3-2)较大的一支肺静脉穿过结节,未发出分支进入结节。

影像诊断:原位腺癌

术后病理:原位腺癌

点评:本例磨玻璃小结节影像学上是典型的原位癌表现,清晰的边缘是排除炎症的重要征象,纯磨结节、约9mm的瘤体直径有别于AAH的大小,CT平均值落于AIS常见的CT值区间(-600HU～-500HU),细小血管分支进入结节内,隐约见分支增粗,肺静脉穿过结节,支持AIS。结节内点状实性密度影为血管断面,并无实性密度,不考虑MIA。

本例特点:典型大小、典型密度的AIS,细小血管分支进入结节内,隐约见分支增粗,有肺静脉穿过结节。

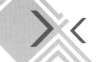
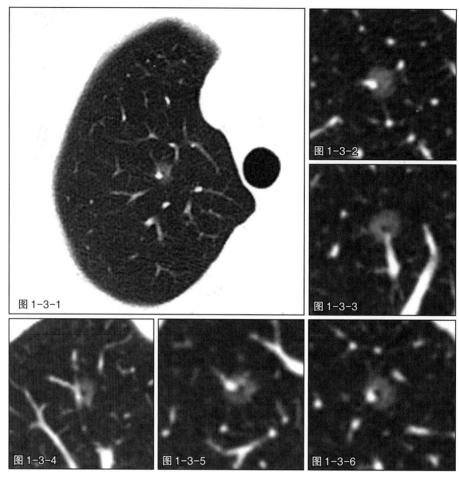

图 1-3-1　5 mm 横断位　　　　　　　图 1-3-2　1 mm 薄层重建横断位
图 1-3-3　1 mm 薄层重建矢状位　　　图 1-3-4　1 mm 薄层重建冠状位
图 1-3-5　1 mm 薄层重建多角度　　　图 1-3-6　1 mm 薄层重建多角度

4．男性，38岁，体检。

所见：右肺下叶后基底段类圆形磨玻璃结节，直径约 5 mm，CT 平均值-550 HU。

瘤体内部：密度不均，以点状的结节为主，见少许低密度影。

瘤—肺界面：多角度均显示结节边缘清晰。

血管征象：多角度显示血管与结节相连。

影像诊断：右肺下叶后基底段磨玻璃结节，考虑原位癌。

术后病理：原位腺癌

点评：本例磨玻璃结节影像学特点，清晰的瘤—肺界面是排除炎症的重要征象，类圆形纯磨玻璃结节，直径偏小，只有 5 mm，这样的改变也常见于 AAH，结节内部密度不均，少许点状低密度影同样可见于 AAH，但 AAH 的密度通常要低于 AIS，其 CT 平均值大多低于-600 HU，另外 AAH 一般也无明显的血管相连。所以据此可排除 AAH，结节内没有高密度实性成分，因此也不考虑微浸润。

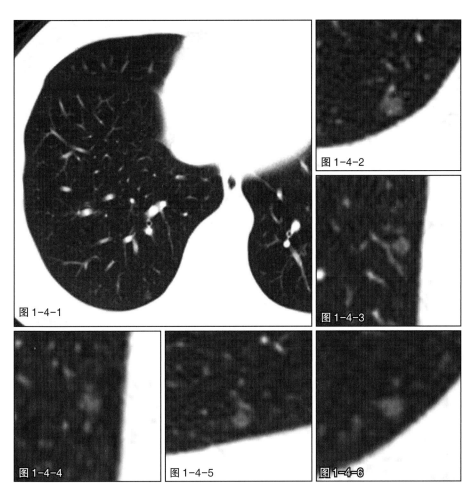

图1-4-1　5 mm横断位　　　　　　　图1-4-2　1 mm薄层重建横断位
图1-4-3　1 mm薄层重建矢状位　　　图1-4-4　1 mm薄层重建冠状位
图1-4-5　1 mm薄层重建多角度　　　图1-4-6　1 mm薄层重建多角度

5. 女性,33岁,体检。

所见:右肺下叶后基底段类圆形磨玻璃结节影,横断位最大径线5.0 mm×4.8 mm,CT平均值为–624 HU。

瘤体内部:密度欠均。

瘤—肺界面:结节边缘清晰。

血管征象:多角度重建见血管与结节相连。

影像诊断:右肺下叶后基底段磨玻璃结节,考虑原位癌。

术后病理:原位腺癌

点评:本例磨玻璃结节影像学特点,清晰的瘤—肺界面是排除炎症的重要征象,类圆形纯磨玻璃结节,直径偏小,只有5 mm,这样的改变也常见于AAH,结节内部密度欠均,同样可见于AAH,CT平均值低于–624 HU,更接近AAH的密度,但在多角度重建上可见非常明确地两支血管连于结节,且血管较粗,这样的改变AAH基本没有,所以据此排除AAH。结节密度偏低、内无高密度实性成分,不考虑微浸润。

本例特点:小纯磨结节似AAH,有血管征象升级为AIS。

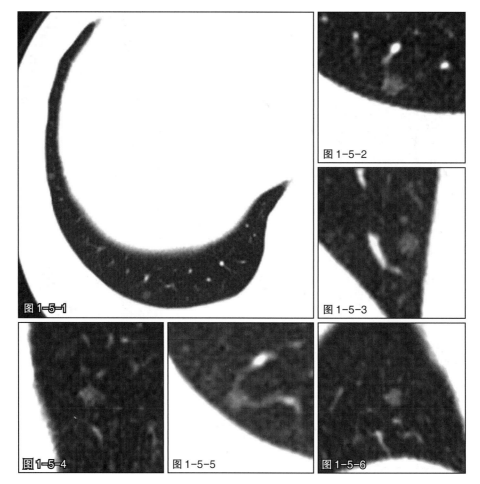

图1-5-1　5 mm横断位　　　　　　　　图1-5-2　1 mm薄层重建横断位
图1-5-3　1 mm薄层重建矢状位　　　　图1-5-4　1 mm薄层重建冠状位
图1-5-5　1 mm薄层重建多角度　　　　图1-5-6　1 mm薄层重建多角度

6. 男性,32岁,体检。

所见:右肺下叶后基底段类圆形磨玻璃结节影,横断位最大径线7.0 mm,CT平均值为−524 HU。

瘤体内部:密度不均,见点状低密度影、点状高密度影及条索影。

瘤—肺界面:结节边缘清晰。

血管征象:多支血管与结节相连,部分进入结节的外周带,末端呈杵状改变。

影像诊断:原位腺癌

术后病理:原位腺癌

点评:本例磨玻璃结节影像学上是典型的原位癌表现,清晰的边缘是排除炎症的重要征象,纯磨结节、7 mm的瘤体直径不能完全排除AAH,瘤体内清晰的1 mm的点状低密度影为典型的空泡征,多角度显示结节与血管相连,部分进入结节呈杵状,这样的改变为典型的AIS征象。CT平均值为−524 HU,落于AIS常见CT值区间(−600 HU～−500 HU)。结节内无实性密度,不考虑MIA。

本例特点:典型大小、典型密度、典型血管征象。

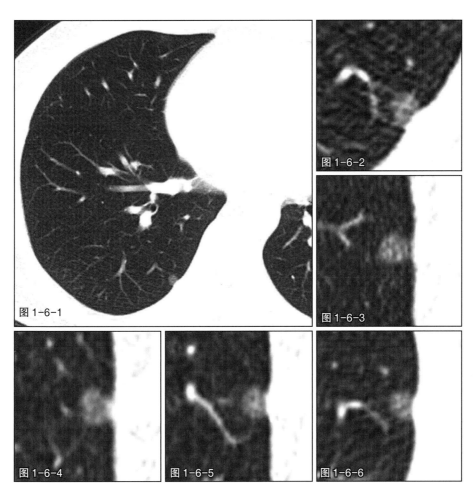

图 1-6-1　5 mm横断位　　　　　　图 1-6-2　1 mm薄层重建横断位
图 1-6-3　1 mm薄层重建矢状位　　图 1-6-4　1 mm薄层重建冠状位
图 1-6-5　1 mm薄层重建多角度　　图 1-6-6　1 mm薄层重建多角度

7. 女性,36岁,体检。

所见:右肺中叶近椭圆形磨玻璃结节影,横断位最大径线6.0 mm×3.7 mm,CT平均值为−537 HU。

瘤体内部:密度不均,见点状低密度影及点状高密度影。

瘤—肺界面:结节边缘清晰,有浅分叶。

血管征象:非常明确的一支肺静脉连接结节,多角度重建可见血管,有血管支进入结节的外带,其末端略呈杵状。

影像诊断:原位腺癌

术后病理:原位腺癌

点评:本例磨玻璃小结节并非原位癌常见的圆或类圆形态,略偏扁,其清晰的边缘是排除炎症的重要征象。纯磨结节、瘤体偏小不能排除AAH,但瘤体内有清晰的约1 mm的点状低密度影是典型的空泡征,多角度显示结节与血管相连及进入结节,CT平均值为−537 HU,落于AIS常见CT值区间(−600 HU～−500 HU),据此可排除AAH。结节内无实性密度,不考虑MIA。

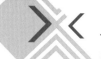

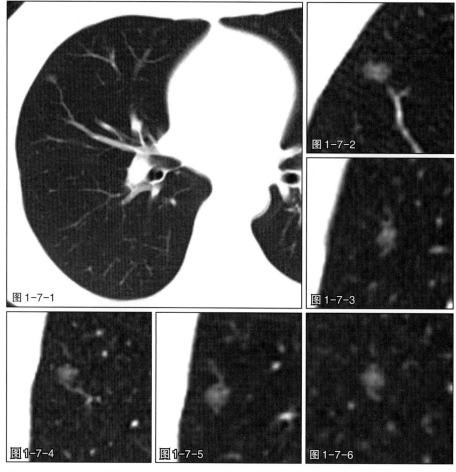

图1-7-1　5 mm横断位	图1-7-2　1 mm薄层重建横断位
图1-7-3　1 mm薄层重建矢状位	图1-7-4　1 mm薄层重建冠状位
图1-7-5　1 mm薄层重建多角度	图1-7-6　1 mm薄层重建多角度

8. 男性,56岁,体检。

所见:右肺上叶尖段类圆形磨玻璃结节影,横断位最大径线8.4 mm×7.0 mm,CT平均值为
−496 HU。

瘤体内部:密度不均,见点状低密度影、点状高密度影和条索影。

瘤—肺界面:结节边缘清晰。

血管征象:相对较粗的血管(肺静脉)紧贴结节走行,细小血管支多方位与结节相连。

影像诊断:原位腺癌

术后病理:原位腺癌

点评:本例磨玻璃小结节影像学的表现,清晰的边缘是排除炎症的重要征象,纯磨结节、8.4 mm
的瘤体直径有别于AAH的大小,瘤体内多个清晰的点状低密度影是典型的空泡征,CT平均值为
−496 HU,更近于AIS的CT均值。血管征象见肺静脉及细小的血管支与结节相连,血管征象并不夸
张,结节内无实性成分,不考虑MIA。

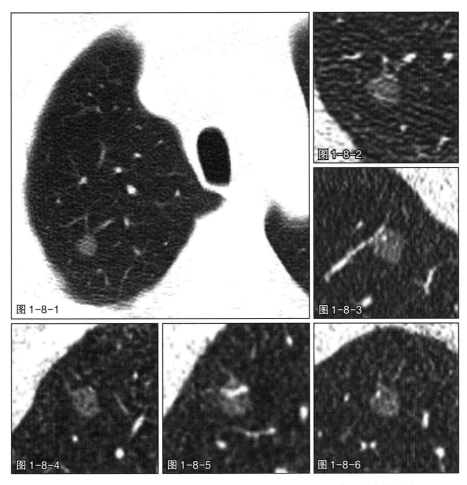

图1-8-1　5 mm横断位　　　　　　　图1-8-2　1 mm薄层重建横断位

图1-8-3　1 mm薄层重建矢状位　　　图1-8-4　1 mm薄层重建冠状位

图1-8-5　1 mm薄层重建多角度　　　图1-8-6　1 mm薄层重建多角度

9. 男性,58岁,体检。

所见:右肺上叶尖段类圆形的磨玻璃结节,直径10 mm,CT平均值为−566 HU。

瘤体内部:密度不均,见点状低密度影、点状及条索状稍高密度影。

瘤—肺界面:结节边缘清晰。

血管征象:细小血管支与结节相连,肺静脉紧贴结节的后缘,构成结节的边。

影像诊断:原位腺癌

术后病理:原位腺癌

点评:本例磨玻璃小结节影像学上是典型的原位癌表现,清晰的边缘是排除炎症的重要征象,纯磨结节、10 mm的瘤体直径有别于AAH的大小,瘤体内清晰的多个1 mm的点状低密度影为典型的空泡征,细小血管支与结节相连,肺静脉参与构成结节的后缘,直观上似为从肺静脉长出的纯磨结节,CT平均值落于AIS常见CT值区间(−600 HU～−500 HU),均支持AIS诊断。结节内无实性密度,不考虑MIA。

本例特点:肺静脉长出的纯磨结节,静脉壁清晰,典型的空泡征,典型AIS密度。

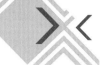
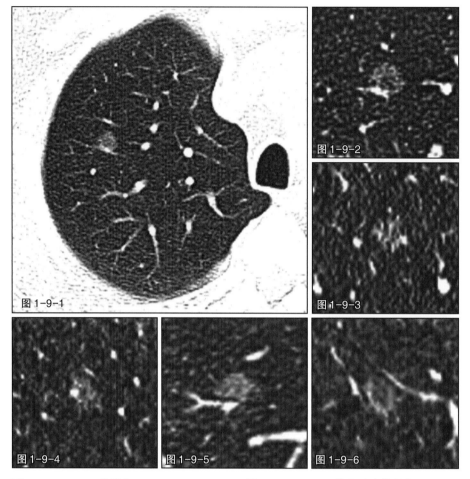

图 1-9-1　5 mm 横断位　　　　　　　图 1-9-2　1 mm 薄层重建横断位

图 1-9-3　1 mm 薄层重建矢状位　　　图 1-9-4　1 mm 薄层重建冠状位

图 1-9-5　1 mm 薄层重建多角度　　　图 1-9-6　1 mm 薄层重建多角度

10. 女性,35岁,体检。

所见:右肺下叶背段类圆形的磨玻璃结节,横断位最大径线9.1 mm×7.5 mm,CT平均值为 −588 HU。

瘤体内部:密度不均,见点状低密度影、点状高密度影及条状高密度影。

瘤—肺界面:结节边缘清晰。

血管征象:较粗的肺静脉走行于结节的边缘,构成结节的边,其结节侧发出分支进入结节。

影像诊断:原位腺癌

术后病理:原位腺癌

点评:本例磨玻璃小结节影像学上是典型的原位癌表现,清晰的边缘是排除炎症的重要征象,纯磨结节,但最大径线9.1 mm的瘤体直径有别于AAH的大小,瘤体内清晰的多个1 mm的点状低密度影为典型的空泡征,肺静脉走行于结节的边缘并发出分支进入结节,CT平均值略低,仍落于AIS常见CT值区间(−600 HU ～−500 HU),均支持AIS诊断。结节内无实性密度,不考虑MIA。

本例特点:典型的纯磨、空泡征、CT值,血管征象显示肺静脉走行于结节的边缘,构成结节的边(形象的称为肺静脉长出的结节),其结节侧发出两支供应结节。

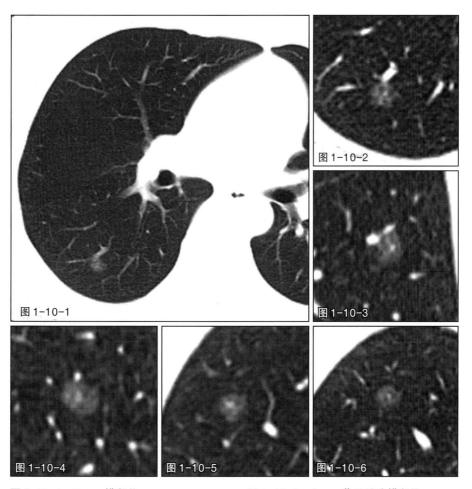

图1-10-1　5 mm横断位　　　　　　图1-10-2　1 mm薄层重建横断位

图1-10-3　1 mm薄层重建矢状位　　图1-10-4　1 mm薄层重建冠状位

图1-10-5　1 mm薄层重建多角度　　图1-10-6　1 mm薄层重建多角度

11. 男性,58岁,体检。

所见:左肺上叶尖后段类圆形磨玻璃结节影,横断位最大径线11.6 mm×8.5 mm。

瘤体内部:密度较均匀,见多个点状低密度影、点状稍高密度影,条状走行的血管影。

瘤—肺界面:结节边缘清晰。

血管征象:细小血管与结节相连并进入结节的外周带,一支血管穿行结节。

影像诊断:原位腺癌

术后病理:原位腺癌

点评:本例磨玻璃结节影像学特点,清晰的瘤—肺界面是排除炎症的重要征象,类圆形纯磨玻璃结节,CT值偏低,类似AAH密度。最大径线达11 mm,略超小结节直径的上限,AAH极少有这么大。结节内部密度欠均,同样可见于AAH,但在多角度重建上可见非常明确地细小血管进入结节,穿行结节的血管是一支肺静脉,其结节内的血管段略有增粗僵直感。据此可排除AAH。结节密度偏低、内无高密度实性成分,不考虑微浸润。

本例特点:较大直径的纯磨,密度似AAH,细小血管进入、肺静脉穿过结节(粗、僵)。

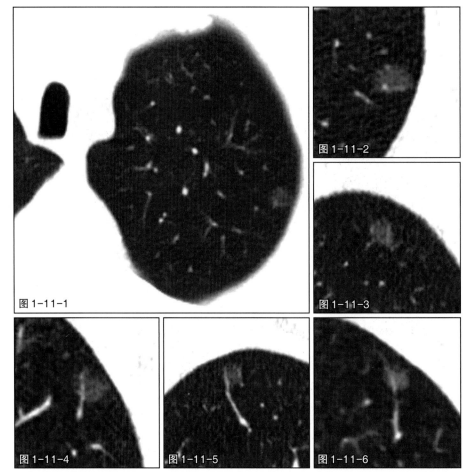

图1-11-1　5 mm横断位　　　　　　图1-11-2　1 mm薄层重建横断位
图1-11-3　1 mm薄层重建矢状位　　图1-11-4　1 mm薄层重建冠状位
图1-11-5　1 mm薄层重建多角度　　图1-11-6　1 mm薄层重建多角度

12. 女性,49岁,体检。

所见:右肺下叶背段类圆形磨玻璃结节影,横断位最大径线5.5 mm×5.5 mm,CT平均值为－547 HU。

瘤体内部:密度不均,中心见低密度影。

瘤—肺界面:结节边缘清晰。

血管征象:血管与结节相连,局部血管进入结节内增粗。

影像诊断:原位腺癌

术后病理:原位腺癌

点评:本例磨玻璃小结节影像学上属于典型的原位癌表现,清晰的边缘是排除炎症的重要征象,瘤体内部低密度影为空泡征,多角度显示结节与血管相连,局部进入结节处增粗,结节的CT平均值为－547 HU,CT值基本落于－600 HU～－500 HU之间。

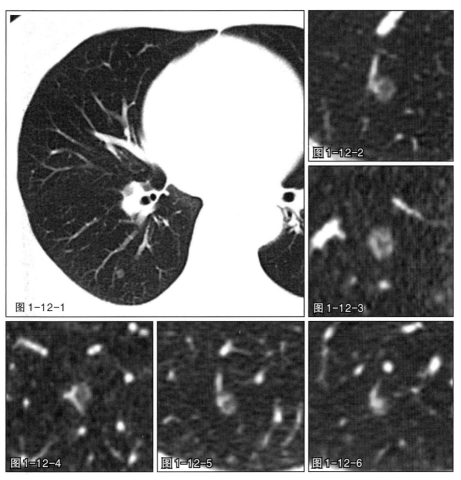

图1-12-1　5 mm横断位　　　　　图1-12-2　1 mm薄层重建横断位
图1-12-3　1 mm薄层重建矢状位　　图1-12-4　1 mm薄层重建冠状位
图1-12-5　1 mm薄层重建多角度　　图1-12-6　1 mm薄层重建多角度

13. 男性,31岁,体检。

所见:右肺上叶前段类圆形的磨玻璃结节影,直径约8 mm,CT平均值为−535 HU。

瘤体内部:密度不均,见点状、条状稍高密度影。

瘤—肺界面:结节边缘清晰。

血管征象:血管分支穿过(图1-13-3),多个小血管支进入结节内,增粗并相互"联通"。

影像诊断:原位腺癌

术后病理:原位腺癌

点评:本例磨玻璃小结节影像学上属于典型的原位癌表现,清晰的边缘是排除炎症的重要征象,瘤体内部密度不均实则为血管在结节内的增粗及相互"联通"造成,并无实性成分,CT平均值落于典型的AIS区间,血管征象同属典型。诊断不难。

本例特点:纯磨,以血管征象为突出表现的AIS。

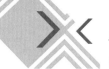
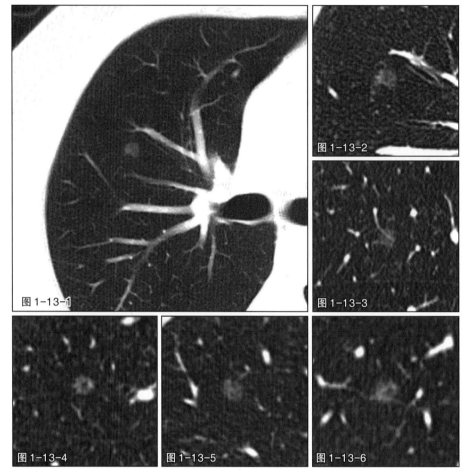

图1-13-1　5 mm横断位　　　　　　　　图1-13-2　1 mm薄层重建横断位
图1-13-3　1 mm薄层重建矢状位　　　　图1-13-4　1 mm薄层重建冠状位
图1-13-5　1 mm薄层重建多角度　　　　图1-13-6　1 mm薄层重建多角度

14. 男性,57岁,体检。

所见:右肺下叶背段类圆形磨玻璃结节。横断位最大径线8.9 mm×7.5 mm,CT平均值为 −531 HU。

瘤体内部:密度欠均,见多个点状低密度影、点状高密度影及条状高密度影。

瘤—肺界面:结节边缘清晰。

血管征象:多支血管进入结节,进入后的血管扭曲、增粗,部分相互"联通"。

影像诊断:原位腺癌

术后病理:原位腺癌

点评:本例磨玻璃小结节影像学上属于典型的原位癌表现,清晰的边缘是排除炎症的重要征象,瘤体内部点状低密度影为空泡征,CT平均值落于典型的AIS区间,多支血管进入结节,进入后的血管扭曲、增粗。据此排除AAH。结节内多个实性密度的点状影是结节内血管轴位显示,结节内并没有高密度实性成分,因此也不考虑微浸润。

本例特点:典型的大小、密度,多支血管进入,分支扭曲、增粗。

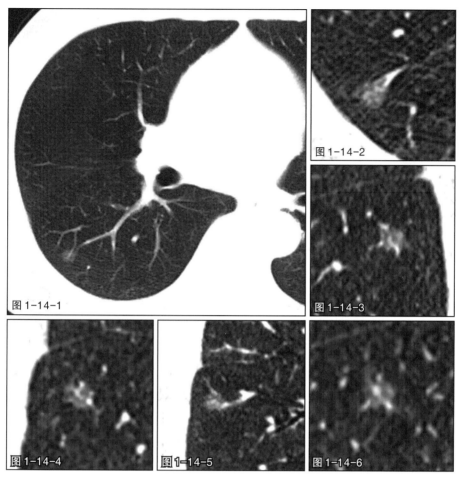

图 1-14-1　5 mm 横断位　　　　　　图 1-14-2　1 mm 薄层重建横断位
图 1-14-3　1 mm 薄层重建矢状位　　图 1-14-4　1 mm 薄层重建冠状位
图 1-14-5　1 mm 薄层重建多角度　　图 1-14-6　1 mm 薄层重建多角度

AAH 型 AIS

1. 女性,43岁,体检。

所见:右肺上叶见尖后段斜裂胸膜下类圆形磨玻璃结节影,横断位最大径线约15.0 mm×12.0 mm,CT平均值约为-646 HU。

瘤体内部:密度较均,有血管支及血管断面形成的点状影。

瘤—肺界面:结节边缘清晰。

血管征象:一支肺静脉穿过结节,其结节内段无异常,结节周围见细小血管支或相连或进入结节。

影像诊断:原位腺癌

术后病理:原位腺癌

点评:本例磨玻璃结节影像学表现,瘤体清晰的边缘是排除炎症的重要征象。内部密度相对较均,血管影未被遮盖,构成一个密度相对较均的纯磨结节,CT平均值约为-646 HU,密度偏低,更接近AAH的密度,但最大径线达15 mm,有别于AAH的尺寸。肺静脉分支仅是穿过,提示价值不大,结节周围见细小血管支或相连或进入结节,此为AIS的相关血管征象。综上诊断AIS应无问题。结节内的点状高密度影是血管断面,内无实性成分,不考虑微浸润。

本例特点:较大直径的、密度似AAH的纯磨,病理是AIS。

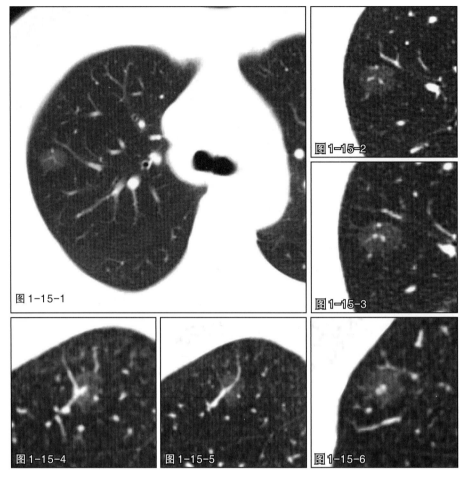

图1-15-1　5 mm横断位　　　　　图1-15-2　1 mm薄层重建横断位
图1-15-3　1 mm薄层重建横断位　　图1-15-4　1 mm薄层重建矢状位
图1-15-5　1 mm薄层重建矢状位　　图1-15-6　1 mm薄层重建冠状位

2. 女性,52岁,体检。

所见:左肺上叶尖后段类圆形磨玻璃结节,直径8 mm,CT平均值为-718 HU。

瘤体内部:密度欠均,点状低密度影,点状、条状稍高密度影。

瘤—肺界面:结节边缘清晰。

血管征象:未见明显的血管与结节相连。

影像诊断:左肺上叶尖后段类磨玻璃结节,浸润前病变。

术后病理:原位腺癌

点评:本例磨玻璃小结节影像学表现偏向AAH,清晰的边缘是排除炎症的重要征象,纯磨结节、8 mm的瘤体直径在AAH和AIS皆可,虽然瘤体内清晰的多个1 mm的点状低密度影为典型的空泡征,但未见相关的血管征象,CT平均值为-718 HU,明显低于AIS的密度,因此诊断偏向AAH。结节内无实性密度,不考虑MIA。

讨论:病理上AAH定义为肺泡上皮细胞的不典型局限性增生,病灶通常≤5 mm,少数可达8 mm。组织学的特征肺泡上皮细胞沿着肺泡壁增生,影像学上表现为纯磨玻璃结节,不含实性成分。

AIS在病理上病灶内的肿瘤细胞单纯的沿肺泡壁呈伏壁式生长,形态多样,可呈柱立方状、钉状、圆顶状,而无间质、血管或胸膜的侵袭,可出现大量残存气腔,但无肺泡塌陷,癌细胞紧密、连续、

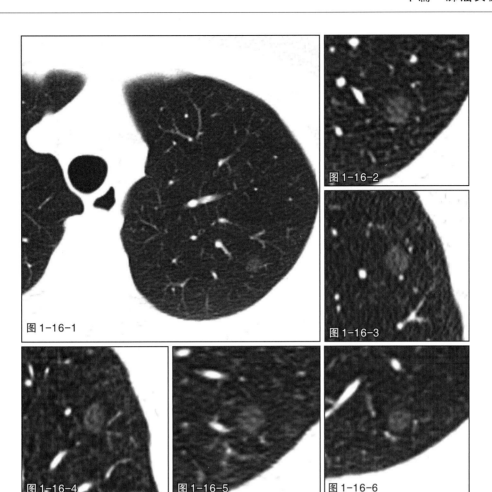

图1-16-1　5 mm横断位　　　　　图1-16-2　1 mm薄层重建横断位
图1-16-3　1 mm薄层重建矢状位　　图1-16-4　1 mm薄层重建冠状位
图1-16-5　1 mm薄层重建多角度　　图1-16-6　1 mm薄层重建多角度

叠层排列。AIS既无肺泡塌陷，也无间质血管和胸膜的侵袭。

两者的共同点都是细胞数量的增加，但程度不同，前者轻，后者重，反应在CT图像上带来密度（CT值）的差异，前者的密度要低于后者。实际工作中，两者的CT值并没有清楚的分界点，有相当一段的重叠数值。其原因在于同一病灶中AAH和AIS并存，占比之差造成，因此无法严格按照CT值区分AIS和AAH。

空泡及细支气管充气征的病理基础：（1）未被肿瘤组织占据的含气肺泡腔；（2）未闭合的或扩张的细支气管；（3）融合、破坏与扩大的肺泡腔。理论上空泡征见于AIS，但在CT图像上非常严格的区分磨玻璃结节中的低密度影是否是病理上的空泡还是有难度的，或者说会判断错误。综上所述，AAH和AIS在CT图像上目前还做不到完全区分。

本例特点：倾向于AAH的纯磨，病理却是AIS。

3. 女性，51岁，体检。

所见：左肺上叶舌段类圆形磨玻璃结节，横断位最大径线8.0 mm×5.3 mm，CT平均值为−631 HU。

瘤体内部：密度较均，见小点状低密度影。

瘤—肺界面：结节边缘清晰，有浅分叶。

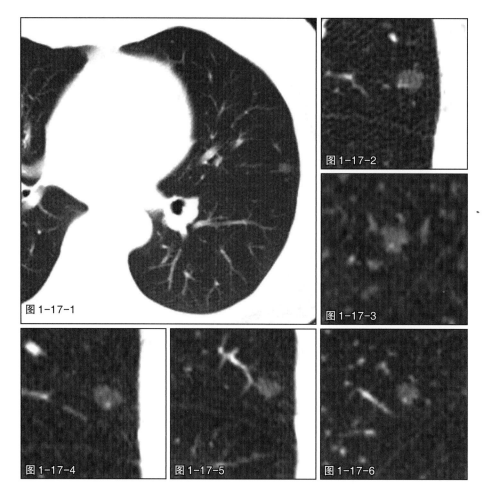

图 1-17-1　5 mm横断位　　　　　　　图 1-17-2　1 mm薄层重建横断位
图 1-17-3　1 mm薄层重建矢状位　　　图 1-17-4　1 mm薄层重建冠状位
图 1-17-5　1 mm薄层重建多角度　　　图 1-17-6　1 mm薄层重建多角度

血管征象：肺静脉分支连接结节，似有进入结节外带。

影像诊断：左肺上叶尖后段类磨玻璃结节，浸润前病变。

术后病理：原位腺癌

点评：本例磨玻璃结节影像学表现略偏向AIS，清晰的边缘是排除炎症的重要征象，纯磨结节、8 mm的瘤体直径在AAH和AIS皆可，CT平均值为−631 HU，密度偏向AAH。结节内无实性密度，不会考虑MIA。瘤体内清晰的1 mm的点状低密度影似为空泡征，有肺静脉分支与结节相连的血管征象，但进入结节外带的征象不确切，诊断范围予以扩大包括AAH和AIS。

本例特点：征象在AAH和AIS两者之间的纯磨结节，病理为AIS。

4. 男性,65岁,体检。

所见：左肺上叶尖后段类圆形磨玻璃结节影，横断位最大径线14.4 mm×13.1 mm。CT平均值约为−746 HU。

瘤体内部：密度不均，见少许点状的低密度影，条状的血管影。

瘤—肺界面：结节边缘清晰。

血管征象：血管进入边缘，并发出分支深入结节。

影像诊断：原位腺癌

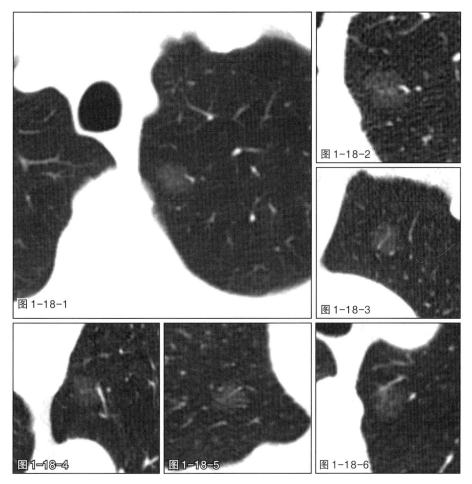

图 1-18-1　5 mm横断位　　　　图 1-18-2　1 mm薄层重建横断位
图 1-18-3　1 mm薄层重建矢状位　　图 1-18-4　1 mm薄层重建冠状位
图 1-18-5　1 mm薄层重建多角度　　图 1-18-6　1 mm薄层重建多角度

术后病理：原位腺癌

点评：本例磨玻璃结节影像学表现，瘤体清晰的边缘是排除炎症的重要征象。内部密度相对较均，血管影未被遮盖，为纯磨结节，CT平均值约为-746 HU，密度偏低，更接近AAH的密度，但最大径线达14.4 mm，有别于AAH的范围。部分层面见结节内走行细分支似为穿行，无提示价值，但多角度重建则显示出AIS的血管征象，本例也给出这样的提示，在磨玻璃结节血管征象不明显时，多角度重建有可能发现更为明确的征象，使得诊断依据更加充分。结节内的点状高密度影是血管断面，内无实性成分，不考虑微浸润。

本例特点：较大直径的、密度似AAH的纯磨，病理是AIS。

5. 男性,52岁,体检。

所见：右肺下叶背段类圆形磨玻璃密度小结节，横断位最大径线7.0 mm×5.5 mm，CT平均值为-593 HU。

瘤体内部：密度欠均，见多个点状低密度影。

瘤—肺界面：结节边缘清晰。

血管征象：肺静脉穿过结节，结节段无明显改变。

影像诊断：左肺上叶尖后段类磨玻璃结节，浸润前病变。

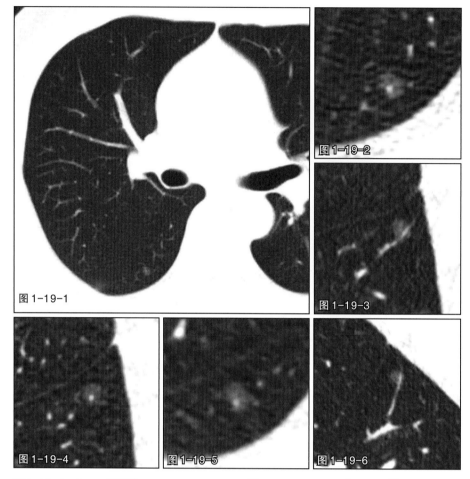

图1-19-1　5 mm横断位　　　　　　图1-19-2　1 mm薄层重建横断位
图1-19-3　1 mm薄层重建矢状位　　图1-19-4　1 mm薄层重建冠状位
图1-19-5　1 mm薄层重建多角度　　图1-19-6　1 mm薄层重建多角度

术后病理：原位腺癌

点评：本例磨玻璃小结节影像学表现偏向AAH，清晰的边缘是排除炎症的重要征象，纯磨结节、7 mm的瘤体直径在AAH和AIS皆可，虽然瘤体内清晰的多个1 mm的点状低密度影为典型的空泡征，但未见相关的血管征象，CT平均值为−593 HU，相对AIS的密度略显偏低，因此诊断偏向AAH。结节内无实性密度，不考虑MIA。

本例特点：AAH和AIS两者之间的纯磨结节，病理为AIS。

血管型AIS

1. 女性，44岁，体检。

所见：左肺上叶前段类圆形磨玻璃结节影，横断位最大径线7.0 mm×5.0 mm，CT平均值为−579 HU。

瘤体内部：密度不均，隐约见点状影。

瘤—肺界面：结节边缘清晰。

血管征象：多支血管与结节相连并进入，进入结节血管呈杵状或增粗。

影像诊断：原位腺癌

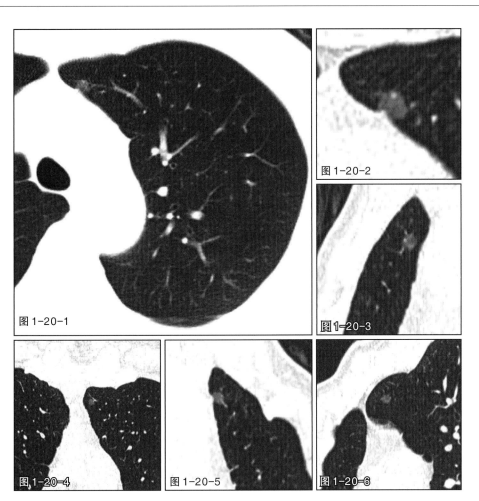

图1-20-1　5 mm横断位　　　　　图1-20-2　1 mm薄层重建横断位
图1-20-3　1 mm薄层重建矢状位　　图1-20-4　1 mm薄层重建冠状位
图1-20-5　1 mm薄层重建多角度　　图1-20-6　1 mm薄层重建多角度

术后病理：原位腺癌

点评：本例磨玻璃小结节影像学上属于典型的原位癌表现，清晰的边缘是排除炎症的重要征象，纯磨结节、最大径线7 mm的瘤体虽不能完全排除AAH，但结节的CT平均值落于典型的AIS区间，多支血管进入，且进入后的血管呈杵状、增粗，明确地支持AIS诊断。结节内没有高密度实性成分，因此也不考虑微浸润。

本例特点：典型大小形态的纯磨，典型的密度，多支血管进入，进入后血管呈杵状、增粗。

2. 女性,51岁,体检。

所见：右肺上叶后段类圆形磨玻璃结节影，横断位最大径线7.4 mm×5.8 mm，CT平均值为－529 HU。

瘤体内部：密度不均，点状稍高密度影。

瘤—肺界面：结节边缘清晰。

血管征象：几支细小血管与结节相连进入，部分血管进入结节内增粗呈点状。

影像诊断：原位腺癌

术后病理：原位腺癌

点评：本例磨玻璃小结节影像学上属于典型的原位癌表现，清晰的边缘是排除炎症的重要征象，

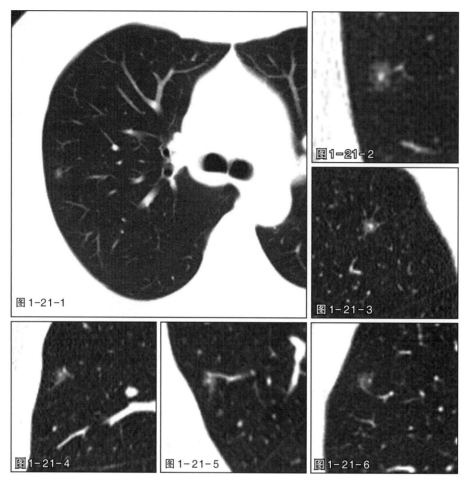

图1-21-1　5 mm横断位　　　　　　　图1-21-2　1 mm薄层重建横断位

图1-21-3　1 mm薄层重建矢状位　　　图1-21-4　1 mm薄层重建冠状位

图1-21-5　1 mm薄层重建多角度　　　图1-21-6　1 mm薄层重建多角度

瘤体内部的点状高密度为进入血管增粗的断面,所以判断结节仍是纯磨而非混磨,结节的CT平均值为−529 HU,落于典型的AIS区间玻璃结节,多角度显示结节与血管相连,多支血管进入,部分血管进入结节内增粗呈点状,明确地支持AIS诊断。结节内没有高密度实性成分,因此也不考虑微浸润。

3. 女性,50岁,体检。

所见:左肺上叶尖后段类圆形磨玻璃结节,横断位最大径线9.4 mm×8.2 mm,CT平均值为−536 HU。

瘤体内部:密度不均,见点状及条状稍高密度影。

瘤—肺界面:结节边缘清晰。

血管征象:多个细小血管分支进入结节后增粗,增粗的血管相互"联通"。

影像诊断:原位腺癌

术后病理:原位腺癌

点评:本例磨玻璃小结节影像学上属于典型的原位癌表现,清晰的边缘是排除炎症的重要征象,9.4 mm的纯磨结节,内见条状的增粗血管影,结节的CT平均值落于典型的AIS区间。结节内无高密度实性成分,因此也不考虑微浸润。

本例特点:纯磨,典型密度,结节内血管增粗、相互交通。

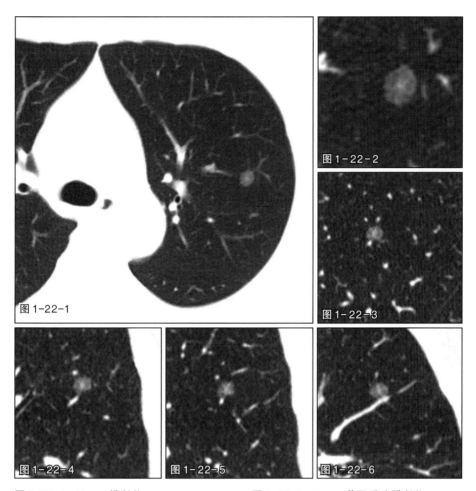

图1-22-1　5 mm横断位　　　　　　　　图1-22-2　1 mm薄层重建横断位

图1-22-3　1 mm薄层重建矢状位　　　　图1-22-4　1 mm薄层重建冠状位

图1-22-5　1 mm薄层重建多角度　　　　图1-22-6　1 mm薄层重建多角度

4. 男性,41岁,体检。

所见:左肺上叶尖后段不规则的磨玻璃结节影,横断位最大径线4.6 mm×6.7 mm,CT平均值为-632 HU。

瘤体内部:密度不均,条状血管影。

瘤—肺界面:结节边缘清晰。

血管征象:进入结节内肺静脉扭曲、增粗、僵硬感。

影像诊断:左肺上叶磨玻璃结节影,考虑AIS。

术后病理:原位腺癌

点评:本例磨玻璃结节的形态不规则,多角度显示更像是在一段增粗、扭曲、僵硬的肺静脉周围发生的磨玻璃影,由于该影像四周不均衡发展,产生分叶、棘样突起。清晰的边缘是排除炎症的重要征象,避开结节内血管测量其CT平均值为-632 HU,密度偏低,偏向AAH密度。根据影像最后考虑AIS,主要原因还是基于结节内血管的改变,增粗、扭曲、僵硬(血管征象较为夸张)。结节内除血管影外也无实性成分,因此也不考虑微浸润。

本例特点:不规则的似AAH的纯磨结节,有较为夸张的血管征象。

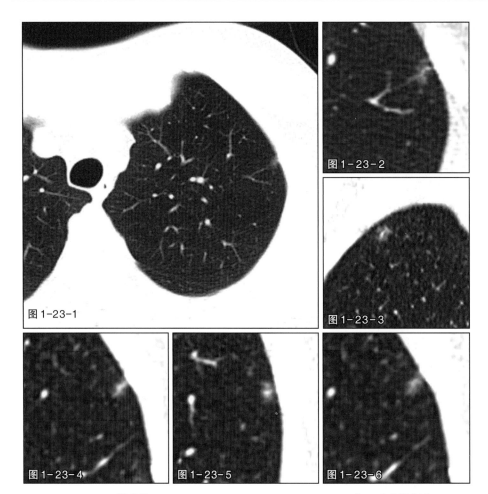

图 1-23-1　5 mm横断位　　　　　图 1-23-2　1 mm薄层重建横断位
图 1-23-3　1 mm薄层重建矢状位　　图 1-23-4　1 mm薄层重建冠状位
图 1-23-5　1 mm薄层重建多角度　　图 1-23-6　1 mm薄层重建多角度

5. 女性,44岁,体检。

所见:右肺上叶后段磨玻璃结节,横断位最大径线6.3 mm×7.0 mm,CT平均值为-510 HU。

瘤体内部:密度不均,见点状高密度影及血管条状影。

瘤—肺界面:结节边缘清晰。

血管征象:三支血管分别从结节的前、外、下方向进入结节,进入结节的血管表现为不规则增粗、杵状改变。

影像诊断:原位腺癌

术后病理:原位腺癌

点评:本例磨玻璃小结节影像学上属于典型的原位癌表现,清晰的边缘是排除炎症的重要征象,纯磨结节、最大径线7 mm的瘤体虽不能完全排除AAH,但结节的CT平均值落于典型的AIS区间,多支血管进入,且进入后的血管呈杵状、增粗。明确地支持AIS诊断。结节内没有高密度实性成分,因此也不考虑微浸润。

本例特点:典型大小、形态的纯磨,典型的密度,多支血管进入,且进入后血管呈杵状、增粗。

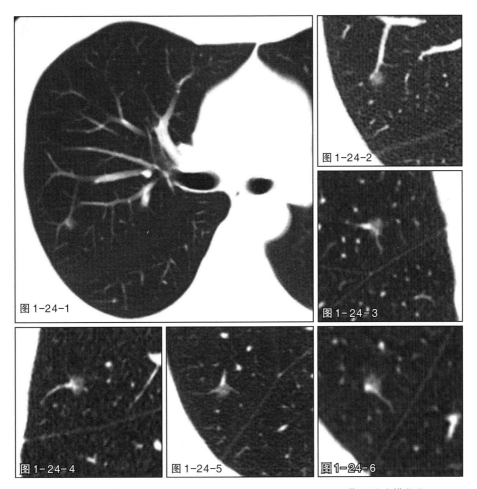

图1-24-1　5 mm横断位　　　　　　　　图1-24-2　1 mm薄层重建横断位
图1-24-3　1 mm薄层重建矢状位　　　　图1-24-4　1 mm薄层重建冠状位
图1-24-5　1 mm薄层重建多角度　　　　图1-24-6　1 mm薄层重建多角度

6. 女性,37岁,体检。

所见：右肺上叶尖段类圆形磨玻璃结节,横断位最大径线7.8 mm×7.2 mm,CT平均值为－405 HU。

瘤体内部：密度不均,点状低密度影,条状血管样稍高密度影。

瘤—肺界面：结节边缘清晰。

血管征象：见多支血管多方位与结节相连,且见血管进入结节内局部增粗。

影像诊断：右肺上叶尖段磨玻璃结节,考虑MIS。

术后病理：原位腺癌

点评：本例磨玻璃小结节影像学特点,结节不大,边缘清晰光整,密度略偏高,瘤体内部点状低密度影为空泡征,条索状的血管影在结节内相互"联通",多支血管多方位连接结节并进入结节内增粗,CT均值明显高于常见的AIS,诊断还是考虑MIS。

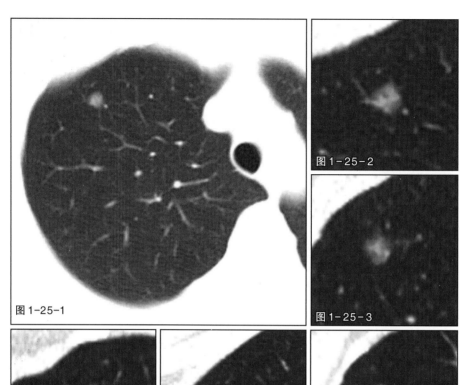

图 1-25-1

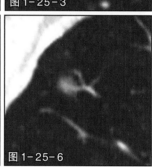

图 1-25-2

图 1-25-3

图 1-25-4

图 1-25-5

图 1-25-6

图 1-25-1　5 mm 横断位　　　　　　　　图 1-25-2　1 mm 薄层重建横断位

图 1-25-3　1 mm 薄层重建矢状位　　　　图 1-25-4　1 mm 薄层重建冠状位

图 1-25-5　1 mm 薄层重建多角度　　　　图 1-25-6　1 mm 薄层重建多角度

7. 女性,49岁,体检。

所见:右肺上叶尖段类圆形磨玻璃结节影,横断位最大径线10.0 mm×6.5 mm,CT平均值为 −659 HU。

瘤体内部:密度不均,点状、条状稍高密度影。

瘤—肺界面:结节边缘清晰。

血管征象:肺静脉进入结节并深入结节中央区,结节内血管增粗,并在结节内继续发出细小分支。

影像诊断:原位腺癌

术后病理:原位腺癌

点评:本例磨玻璃小结节影像学上基本属于典型的原位癌表现,清晰的边缘是排除炎症的重要征象,约10 mm 的纯磨结节,CT平均值为−659 HU,偏低、更接近 AAH 的密度,据此还不能完全排除 AAH,但其血管的征象非常典型,仍诊断 AIS,结节内无高密度实性成分,因此也不考虑微浸润。

本例特点:纯磨,偏向于 AAH 密度,血管改变典型,静脉进入结节增粗,再分支。

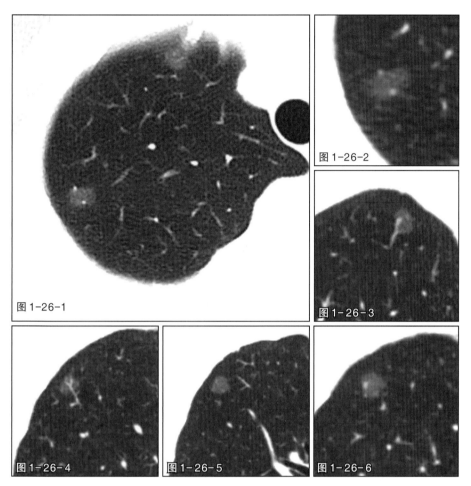

图1-26-1　5 mm横断位　　　　　　图1-26-2　1 mm薄层重建横断位
图1-26-3　1 mm薄层重建矢状位　　图1-26-4　1 mm薄层重建冠状位
图1-26-5　1 mm薄层重建多角度　　图1-26-6　1 mm薄层重建多角度

8. 女性，52岁，体检。

所见：左肺下叶内前基底段类圆形磨玻璃结节，横断位最大径线9.5 mm×8.5 mm，CT平均值为−446 HU。

瘤体内部：密度不均，见多个点状低密度影、点状高密度影及条状血管样稍高密度影。

瘤—肺界面：结节边缘清晰。

血管征象：多支细小血管，多方位与结节相连，部分血管进入结节内局部增粗。

影像诊断：左肺下叶内前基底段磨玻璃结节，MIA可能大。

术后病理：原位腺癌

点评：本例磨玻璃小结节影像学特点，结节最大径线近10 mm，相对磨玻璃结节来说，略显偏大，清晰的边缘是排除炎症的重要征象，瘤体内部多个点状低密度影为空泡征，条状血管样稍高密度影有相互"联通"改变（图1-27-2），结节的CT平均值为−446 HU，略高于常见的AIS。影像诊断偏向MIS。

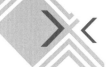

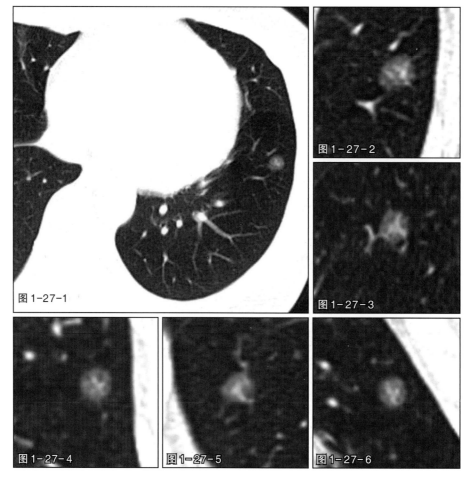

图 1-27-1　5 mm横断位　　　　　　图 1-27-2　1 mm薄层重建横断位
图 1-27-3　1 mm薄层重建矢状位　　图 1-27-4　1 mm薄层重建冠状位
图 1-27-5　1 mm薄层重建多角度　　图 1-27-6　1 mm薄层重建多角度

结节套结节型AIS

1. 男性,34岁,体检。

所见:右肺下叶外基底段类圆形磨玻璃结节,横断位最大径线7.3 mm×6.3 mm,CT平均值为−512 HU。

瘤体内部:密度不均,点状低密度影,近中心点结状稍高密度影。

瘤—肺界面:结节边缘清晰。

血管征象:血管与结节相连,部分进入结节外带。

影像诊断:原位腺癌

术后病理:原位腺癌

点评:本例磨玻璃小结节影像学特点,边缘清晰排除炎症,瘤体内部点状低密度影为空泡征,近中心点结节状稍高密度影和磨玻璃成分构成混磨,即结节套结节,有常见的 AIS 血管改变及典型的CT均值,诊断不难。

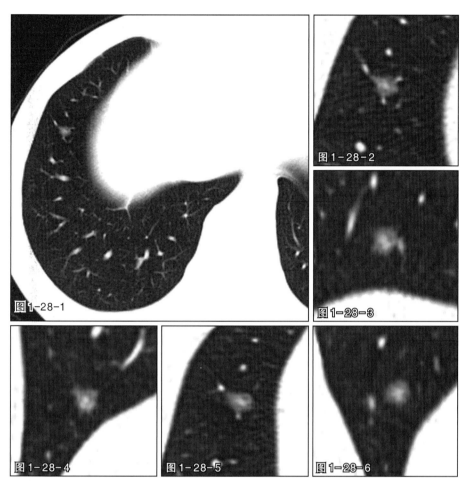

图1-28-1　5 mm横断位　　　　　　　图1-28-2　1 mm薄层重建横断位

图1-28-3　1 mm薄层重建矢状位　　　图1-28-4　1 mm薄层重建冠状位

图1-28-5　1 mm薄层重建多角度　　　图1-28-6　1 mm薄层重建多角度

2. 女性,42岁,体检。

所见:右肺上叶前段类圆形部分实性小结节,直径约5 mm,CT平均值为−412 HU。

瘤体内部:密度不均,见结节状偏高密度影,其CT值−268 HU。

瘤—肺界面:结节边缘清晰,有浅分叶。

血管征象:相对较粗的肺静脉连接结节并进入结节的外周带。

影像诊断:右肺上叶前段类圆形部分实性小结节,MIS可能。

术后病理:原位腺癌

点评:本例部分实性小结节影像学表现更接近微浸润腺癌的改变,清晰的边缘是排除炎症的重要征象,瘤体内部结节状的形成,使得整个结节呈"结节套结节"改变,多支、多方位血管连接、进入结节均可支持微浸润腺癌的诊断,CT平均值也与MIS相近。结节内的实性密度相对浸润性腺癌的实性还是偏低,所以不考虑浸润性腺癌。术后病理为AIS,只能用相对少见的AIS类型解释。

本例特点:小偏实的结节,病理AIS。

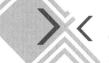
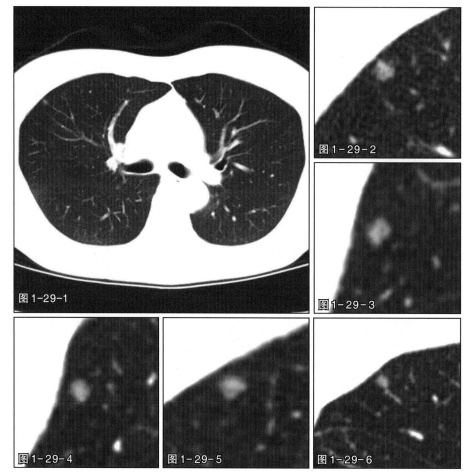

图 1-29-1　5 mm 横断位　　　　　　　图 1-29-2　1 mm 薄层重建横断位
图 1-29-3　1 mm 薄层重建矢状位　　　图 1-29-4　1 mm 薄层重建冠状位
图 1-29-5　1 mm 薄层重建多角度　　　图 1-29-6　1 mm 薄层重建多角度

3. 男性,46岁,体检。

所见:右肺下叶前基底段类圆形的磨玻璃结节影,横断位最大径线 5.5 mm × 4.8 mm,CT平均值为-416 HU。

瘤体内部:密度不均,见点状低密度影、点状高密度影。

瘤—肺界面:结节边缘清晰。

血管征象:多支血管从不同的方向进入结节,并在结节内相互交通。

影像诊断:右肺下叶前基底段磨玻璃结节,AIS可能大,不排除MIA。

术后病理:原位腺癌

点评:本例磨玻璃结节影像学诊断原位癌,难度不是太大,清晰的边缘是排除炎症的重要征象,因血管支进入结节内,当重建角度显示血管断面时,类似结节套结节。避开血管成分看还是典型的纯磨玻璃结节(图1-30-4),明确的血管征象,支持AIS诊断,结节的CT平均值为-416 HU,略显偏高,是由于结节偏小,测量区域内血管分支干扰所致。

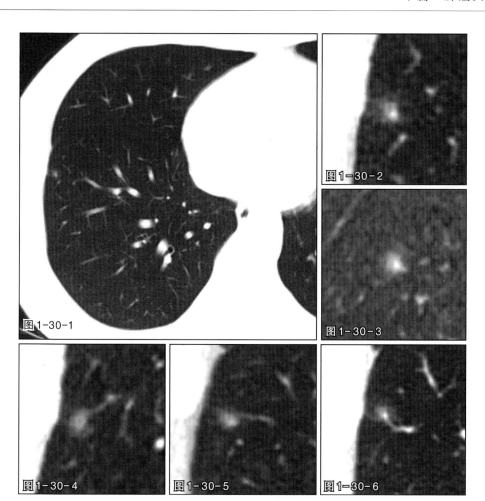

图1-30-1　5 mm横断位　　　　　图1-30-2　1 mm薄层重建横断位
图1-30-3　1 mm薄层重建矢状位　　图1-30-4　1 mm薄层重建冠状位
图1-30-5　1 mm薄层重建多角度　　图1-30-6　1 mm薄层重建多角度

4. 女性,51岁,体检。

所见：左肺上叶尖后段类圆形亚实性结节，直径约10 mm，CT平均值为−418 HU。

瘤体内部：密度不均，条状、结节样高密度影。

瘤—肺界面：结节边缘清晰，有浅分叶。

血管征象：邻近相对较粗的血管发出细小分支进入结节，并与结节内血管相互交通形成结节样改变。

影像诊断：左肺上叶尖后段混合磨玻璃结节，考虑MIS。

术后病理：原位腺癌

点评：本例磨玻璃小结节影像学上有别于原位腺癌的表现，清晰的边缘可以排除炎症，结节内血管交通构成瘤体内部结节状较高密度影，形成混杂密度的磨玻璃结节，结节CT平均值为−418 HU，相对AIS的密度明显偏高。因此，诊断考虑MIA。结节边缘光滑，其密度相对浸润性腺癌的密度仍显偏低，不考虑浸润性腺癌。

本例特点：混磨结节，结节套结节（磨玻璃结节内见高密度结节）。病理原位腺癌。

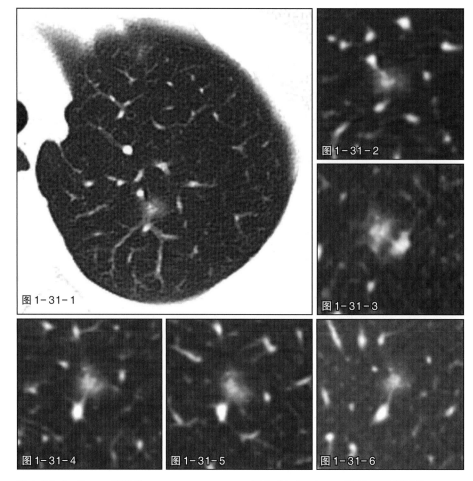

图 1-31-1　5 mm 横断位　　　　　　　图 1-31-2　1 mm 薄层重建横断位
图 1-31-3　1 mm 薄层重建矢状位　　　图 1-31-4　1 mm 薄层重建冠状位
图 1-31-5　1 mm 薄层重建多角度　　　图 1-31-6　1 mm 薄层重建多角度

5. 女性,52岁,体检。

所见:左肺上叶尖后段类圆形磨玻璃结节,横断位最大径线 6.8 mm×5.9 mm,CT平均值为 −375 HU。

瘤体内部:密度不均,见点状低密度影及点状高密度影。

瘤—肺界面:结节边缘清晰。

血管征象:多支血管多方位与结节相连,且见血管进入结节内局部增粗。

影像诊断:左肺上叶尖后段类圆形磨玻璃结节,考虑微浸润。

术后病理:原位腺癌

点评:本例磨玻璃结节影像学特点,结节不大,密度不太均匀,其内的高密度部分主要由进入血管增粗"联通"所致,部分层面象结节套结节,5 mm 横断位貌似结节由一侧的肺静脉上长出,薄层重建显示该支肺静脉并未构成结节的边,而是发出分支进入结节(提示 5 mm 的图像显示细节不够,易造成误判)。结节的CT平均值为−375 HU,偏高,明显超出常见的 AIS。因此诊断考虑微浸润,结节的径线太小也不考虑浸润性腺癌。

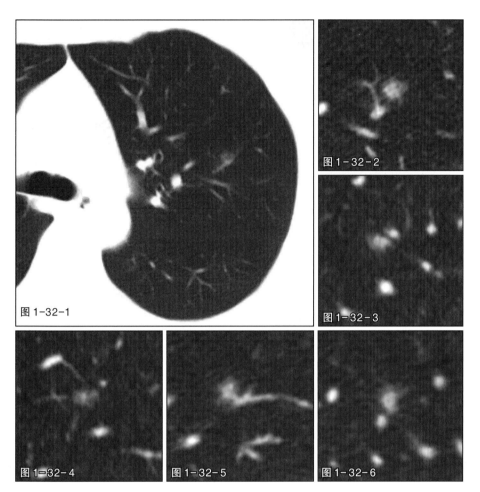

图1-32-1　5 mm横断位　　　　　　　　图1-32-2　1 mm薄层重建横断位
图1-32-3　1 mm薄层重建矢状位　　　　图1-32-4　1 mm薄层重建冠状位
图1-32-5　1 mm薄层重建多角度　　　　图1-32-6　1 mm薄层重建多角度

6. 女性,45岁,体检。

所见：右肺下叶前基底段类圆形磨玻璃结节影，横断位最大径线10.0 mm×7.2 mm，CT平均值为−456 HU。

瘤体内部：密度不均，外上约1 mm点状高密度影。

瘤—肺界面：结节边缘清晰。

血管征象：冠状位均见血管分支进入结节，进入结节内血管扭曲、增粗。

影像诊断：右肺下叶前基底段磨玻璃结节，MIA可能大。

术后病理：原位腺癌

点评：本例磨玻璃结节影像上不属于典型的原位癌表现，清晰的边缘是排除炎症的重要征象，瘤体内部见约1 mm点状高密度结节，构成混杂密度的磨玻璃结节而非纯磨结节，类似结节套结节，多角度显示血管分支进入结节，进入结节内血管扭曲、增粗。结节的CT平均值为−456 HU，相对于AIS略显偏高，考虑微浸润。

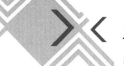
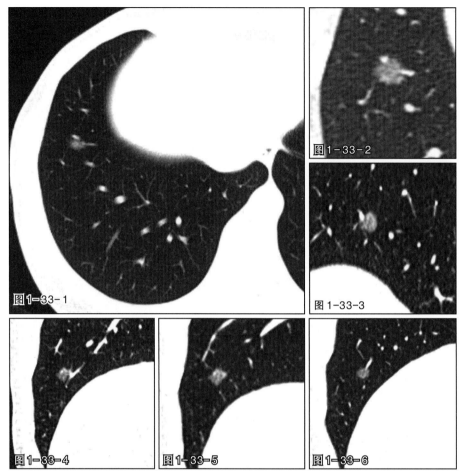

图1-33-1　5 mm横断位　　　　　　　图1-33-2　1 mm薄层重建横断位

图1-33-3　1 mm薄层重建矢状位　　　图1-33-4　1 mm薄层重建冠状位

图1-33-5　1 mm薄层重建多角度　　　图1-33-6　1 mm薄层重建多角度

高密度型AIS

1. 女性,45岁,体检。

所见:左肺下叶背段类圆形部分实性结节影,横断位最大径线约7 mm,CT平均值为−367 HU。

瘤体内部:密度不均,中心部分偏实,部分层面可见呈点状高密度结节堆聚,局部CT值为−227 HU,周围偏磨,部分层面见条索影。

瘤—肺界面:结节边缘大部分清晰,二者分界截然,结节的边缘可见"类毛刺影"。

血管征象:可见多支血管从不同的方向与结节相连。

影像诊断:左肺下叶背段部分实性结节,浸润性肿瘤可能大。

术后病理:原位腺癌

点评:本例部分实性小结节影像学诊断有一定难度。肿瘤的中心密度高周围密度低,需要排除炎症,因瘤—肺界面总体还是清晰,分界明显,不考虑炎症,结节呈混磨,CT平均值为−367 HU,密度明显高于典型的AIS,且中心部分的CT值更高,整个结节呈结节套结节改变,直观看结节内高密度的占比较大,支持浸润性病变。结节边缘的"类毛刺影"并不是真正的毛刺,而是连于结节的细小血管支,这样的征象不能成为浸润性病变的佐证。结节虽小,血管呈多支、多方位的连接,支持诊断肿

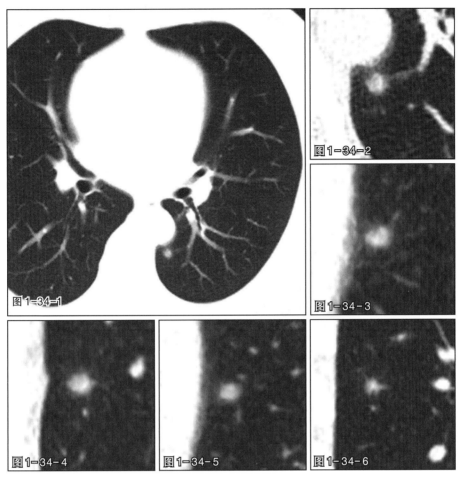

图1-34-1　5 mm横断位　　　　　图1-34-2　1 mm薄层重建横断位

图1-34-3　1 mm薄层重建矢状位　　图1-34-4　1 mm薄层重建冠状位

图1-34-5　1 mm薄层重建多角度　　图1-34-6　1 mm薄层重建多角度

瘤性结节。综上所述,影像诊断浸润性肿瘤。

如何看待本例术前诊断的错误,能否避免? 病理学上AIS分为非黏液性、黏液性、黏液性和非黏液混合型3种,绝大多数AIS为非黏液性,黏液性AIS极少见,非黏液性AIS在影像学上常表现为磨玻璃结节,黏液性AIS在影像学上常表现为实性结节。病理学告诉我们,AIS因病理分型的不同,表现纯磨、混磨、实性皆有可能(印证了放射人员的老话"同病异影,异病同影")。但后两者的机会总体是少,但也不是没有,如此影像表现的AIS,影像学上属常见不典型改变。在诊断顺序上理应排后。因此,本例的错误无法避免。

2. 女性,35岁,体检。

所见:右肺下叶前基底段部分实性类圆形结节,直径约7.0 mm,CT平均值约为−450 HU。

瘤体内部:密度不均,可视为三层结构,中心点状偏高密度影,周围环绕低密度带,其外围呈环状断续的较高密度带。

瘤—肺界面:结节边缘清晰,浅分叶。

血管征象:细小血管支连接结节外围的稍高密度带。

影像诊断:右肺下叶前基底段部分实性结节,MIA可能大。

术后病理:原位腺癌

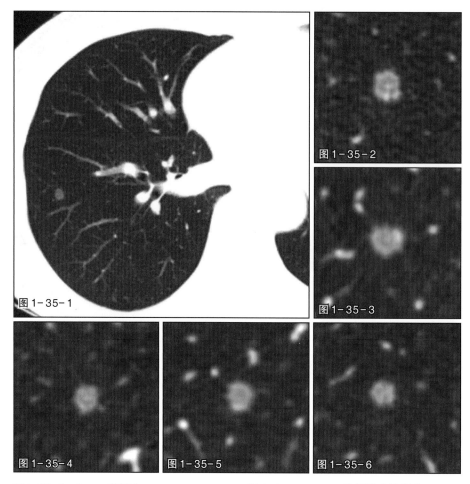

图1-35-1　5 mm横断位　　　　　图1-35-2　1 mm薄层重建横断位
图1-35-3　1 mm薄层重建矢状位　　图1-35-4　1 mm薄层重建冠状位
图1-35-5　1 mm薄层重建多角度　　图1-35-6　1 mm薄层重建多角度

点评：本例部分实性小结节影像学上更接近MIA的表现，清晰的边缘是排除炎症的重要征象，瘤体内部不均，同心圆样的密度差异，感觉结节内的实性占比偏多。CT平均值比常见的AIS要高，证实这样的判断，多角度显示细小血管支连接结节外围的稍高密度带，支持结节的肿瘤诊断，因此考虑微浸润。

本例特点：小偏实的结节，AIS。

3. 女性，53岁，体检。

所见：右肺上叶前段血管旁磨玻璃微结节，最大直径约4.6 mm，CT平均值为−400.6 HU。

瘤体内部：密度不均，见条状低密度影。

瘤—肺界面：结节边缘清晰，有浅分叶。

血管征象：血管与结节相连。

影像诊断：右肺上叶血管旁微结节，浸润性病变可能。

术后病理：原位腺癌

点评：本例磨玻璃结节影像学诊断有一定难度，结节很小划分在微结节范畴，结节紧贴一支肺静脉，或者说肺静脉构成结节的外带，结节直径虽小，但密度略偏高（高于常见磨玻璃密度，又低于实性结节的密度）。结节-肺界面清晰，分界明显有助于排除炎症类病变，瘤体内部条状低密度影是否

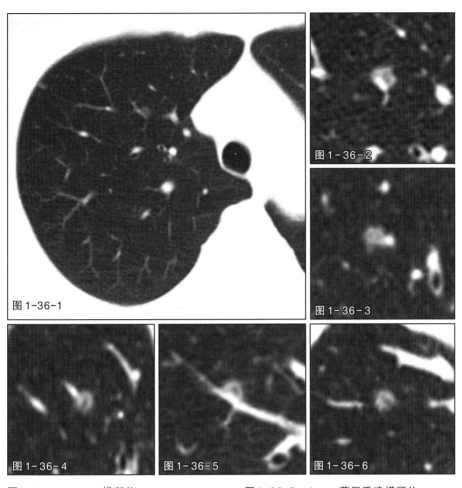

图1-36-1　5 mm横断位　　　　　　图1-36-2　1 mm薄层重建横断位

图1-36-3　1 mm薄层重建矢状位　　图1-36-4　1 mm薄层重建冠状位

图1-36-5　1 mm薄层重建多角度　　图1-36-6　1 mm薄层重建多角度

为细小支气管影,不能完全肯定,此点对诊断帮助不大,结节的浅分叶同样如此。总体来说,该结节所给的影像证据较少。经验上,貌似从一支相对较粗的血管上长出的结节恶性概率较高,结节的密度偏低,AIS可能性大,密度偏高则浸润性病变可能大。

4. 女性,46岁,体检。

所见:左肺下叶外基底段类圆形部分实性结节影,直径约10 mm,CT平均值为−288 HU。

瘤体内部:密度不均,见点状低密度影、点状高密度影及条状高密度影。

瘤—肺界面:结节边缘清晰,部分紧贴胸膜,脏层胸膜少许牵拉,有浅分叶、棘样突起。

血管征象:多支、多方位血管与结节相连,部分进入结节的外周带。

影像诊断:左肺下叶外基底段混磨结节,浸润性肿瘤可能大。

术后病理:原位腺癌

点评:本例部分实性小结节影像学表现更接近微浸润腺癌的改变,清晰的边缘是排除炎症的重要征象,瘤体内部的低密度影为典型的空泡征,多个点状的高密度影略显聚集,与条状高密度影共同构成一个混杂密度的磨玻璃结节,多支、多方位血管连接、进入结节均支持微浸润腺癌的诊断,CT平均值也与MIS相近。可结节脏层胸膜的牵拉则高度提示浸润性病变,病理组织学上微浸润腺癌的定义明确不会出现胸膜牵拉或凹陷。术后病理为AIS,虽可用少见类型的AIS解释,但无法解释脏层胸

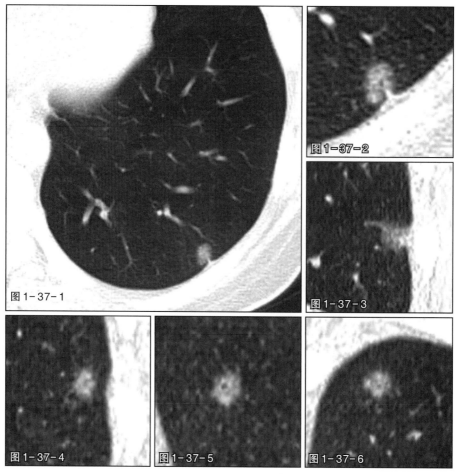

图1-37-1

图1-37-2

图1-37-3

图1-37-4

图1-37-5

图1-37-6

图1-37-1	5 mm横断位	图1-37-2	1 mm薄层重建横断位
图1-37-3	1 mm薄层重建矢状位	图1-37-4	1 mm薄层重建冠状位
图1-37-5	1 mm薄层重建多角度	图1-37-6	1 mm薄层重建多角度

膜牵拉征象。

本例特点:似微浸润腺癌的AIS。

5.男性,43岁,体检。

所见:右肺上叶后段类圆形磨玻璃结节,横断位最大径线8.4 mm×6.3 mm,CT平均值为−462 HU。

瘤体内部:密度不均,见多个点状及条状稍高密度影。

瘤—肺界面:结节边缘清晰。

血管征象:多支血管多方位与结节相连,部分进入结节后增粗并相互"交通"。

影像诊断:右肺上叶后段类圆形磨玻璃结节,考虑MIS可能大。

术后病理:原位腺癌

点评:本例磨玻璃结节影像学上属于基本典型的原位腺癌表现,清晰的边缘是排除炎症的重要征象,直径约8 mm的纯磨不能完全排除AAH,但结节的密度明显高于AAH,多支血管多方位与结节相连,部分进入结节后增粗"交通",足以排除AAH,结节的CT平均值为−462 HU,略高于常见的AIS,但结节内高密度实性成分不多,因此也不考虑微浸润。

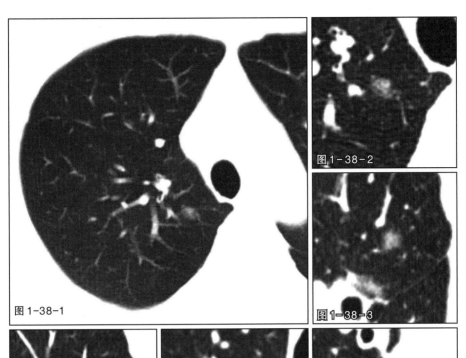
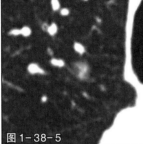
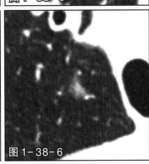

图1-38-1　5 mm横断位　　　　　　图1-38-2　1 mm薄层重建横断位
图1-38-3　1 mm薄层重建矢状位　　图1-38-4　1 mm薄层重建冠状位
图1-38-5　1 mm薄层重建多角度　　图1-38-6　1 mm薄层重建多角度

6.男性,63岁,体检。

所见：右肺上叶尖段混合磨玻璃结节影,横断位最大径线约7.0 mm×5.0 mm,CT平均值为−440 HU～−340 HU。

瘤体内部：密度不均,中心密度偏低,外带呈不连续的环状高密度。

瘤—肺界面：结节边缘清晰,有浅分叶。

血管征象：多支血管与结节相连,其中一较粗的肺静脉进入结节的外周带,末端呈杵状改变。

影像诊断：右肺上叶尖段混合磨玻璃结节影,考虑MIA。

术后病理：原位腺癌

点评：本例混磨结节影像学更接近MIA,清晰的边缘可排除炎症的可能。CT平均值明显高于常见的AIS,瘤体内部似环状的高密度影,直观上显得高密度成分在整个结节中的占比较高,进入结节的肺静脉相对要粗,上述的征象都会给判断结节病理进程加分,但结节的高密度部分的密度还不够高,因此不考虑浸润性腺癌。

本例特点：混磨似MIA的结节,病理AIS。

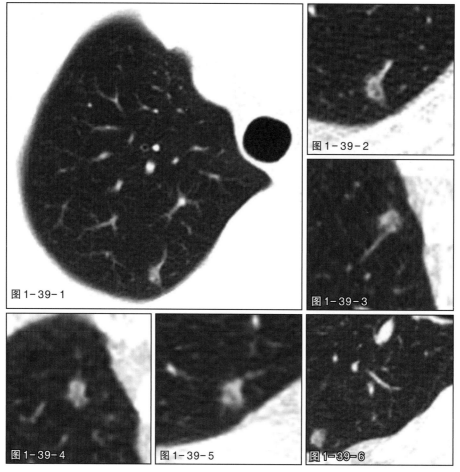

图1-39-1　5 mm横断位　　　　　图1-39-2　1 mm薄层重建横断位

图1-39-3　1 mm薄层重建矢状位　　图1-39-4　1 mm薄层重建冠状位

图1-39-5　1 mm薄层重建多角度　　图1-39-6　1 mm薄层重建多角度

7. 男性,55岁,体检。

所见:右肺上叶前段不规则的亚实性结节,最大径线约13.0 mm,结节整体CT平均值约为−332.8 HU,内部密度差异较大,低处约−553 HU,高处约−149 HU。

瘤体内部:密度不均,点状低密度影、点状高密度影及杂乱的条索影。

瘤—肺界面:结节轮廓清晰,有深分叶。

血管征象:多支血管进入结节内增粗,相互"联通"。

影像诊断:右肺上叶前段不规则的亚实性结节,考虑浸润性病变。

术后病理:原位腺癌

点评:本例亚实性结节影像学上不属于典型的原位腺癌表现,清晰的边缘是排除炎症的重要征象。瘤体内部点状低密度影考虑为空泡征,瘤体的内部密度差异较大,高的接近实性成分,与瘤体相关的血管分支显得比较杂乱。这样的改变,原位癌很难见到。因此考虑浸润性病变。

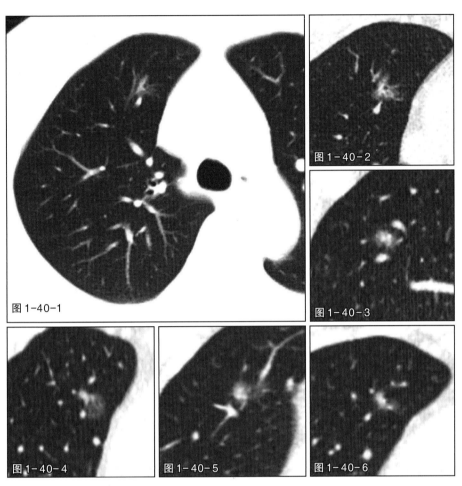

图1-40-1　5 mm横断位　　　　图1-40-2　1 mm薄层重建横断位
图1-40-3　1 mm薄层重建矢状位　图1-40-4　1 mm薄层重建冠状位
图1-40-5　1 mm薄层重建多角度　图1-40-6　1 mm薄层重建多角度

8. 女性,54岁,体检。

所见:右肺中叶类圆形混合磨玻璃结节,横断位最大径线6.9 mm×5.5 mm,CT平均值为−443 HU。

瘤体内部:密度不均,中心密度偏低,外围呈不连续的环状高密度带,局部呈结节样改变。

瘤—肺界面:结节边缘清晰。

血管征象:细小血管支与结节相连。

影像诊断:右肺上叶尖段混合磨玻璃结节影,考虑MIA。

术后病理:原位腺癌

点评:本例混磨结节影像学更接近MIA,清晰的边缘可排除炎症的可能。CT平均值明显高于常见的AIS,瘤体内部似环状的高密度影,以及部分呈结节样改变,直观上显得高密度成分在整个结节中的占比较高,上述的征象都会给判断结节病理进程加分,但结节的高密度部分的密度还不够高,局部CT值为−307 HU,因此不考虑浸润性腺癌。

本例特点:环状的混磨似MIA的结节,病理AIS。

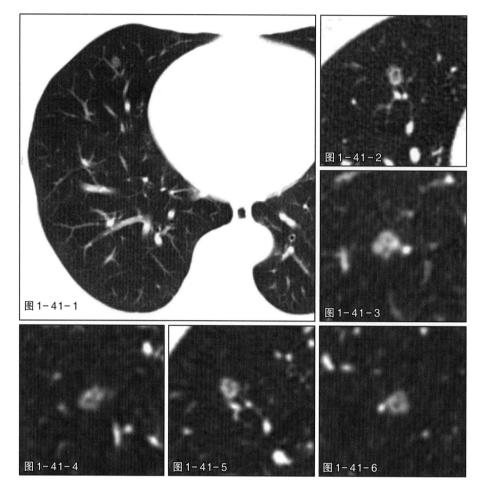

图1-41-1　5 mm横断位　　　　　　图1-41-2　1 mm薄层重建横断位
图1-41-3　1 mm薄层重建矢状位　　图1-41-4　1 mm薄层重建冠状位
图1-41-5　1 mm薄层重建多角度　　图1-41-6　1 mm薄层重建多角度

9. 男性,42岁,体检。

所见：右肺下叶后基底段类圆形亚实性密度小结节，横断位最大径线9.2 mm×8.1 mm，CT平均值为−478 HU。

瘤体内部：密度不均，见点状低密度影、点状及条状高密度影。

瘤—肺界面：结节边缘清晰，有浅分叶。

血管征象：多支血管与结节相连，结节内血管相互"联通"且见血管进入结节内局部增粗。

影像诊断：右肺下叶后基底段亚实性密度小结节，MIS可能大。

术后病理：原位腺癌

点评：本例混磨密度小结节影像学上偏向于MIS表现，清晰的边缘是排除炎症的重要征象，瘤体内部点状低密度影为典型的空泡征，与多个点状及条索影构成一个混杂密度的磨玻璃结节，点状的高密度结节有明显的堆聚感，多角度显示结节与血管相连，其中一支较粗的血管进入结节后末端呈杵状。结节的CT平均值为−478 HU，略高于AIS常见的密度。总体而言，结节的血管较丰富，高密度成分偏多，密度偏高，因此诊断MIS。

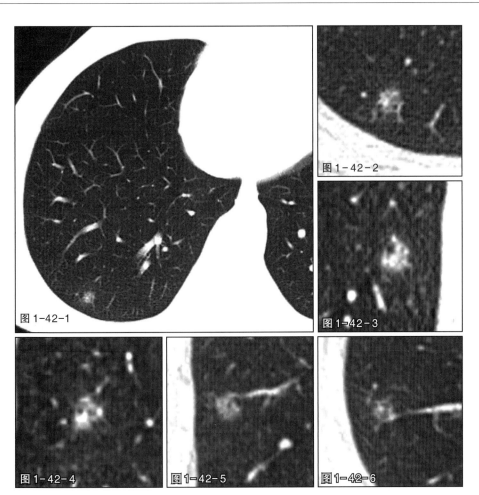

图 1-42-1　5 mm横断位　　　　　图 1-42-2　1 mm薄层重建横断位
图 1-42-3　1 mm薄层重建矢状位　　图 1-42-4　1 mm薄层重建冠状位
图 1-42-5　1 mm薄层重建多角度　　图 1-42-6　1 mm薄层重建多角度

第二节 微浸润腺癌

　　肺微浸润腺癌（MIS）为孤立性以鳞屑样生长方式为主，且浸润灶≤5 mm的小腺癌。病理特征：肿瘤细胞沿肺泡壁伏壁生长伴有肺泡塌陷，弹性纤维中重度增生和网状结构断裂，癌组织可在纤维瘢痕化区域开始侵犯周围间质，形成早期微浸润性病灶，未出现胸膜牵拉或凹陷，受累的肺泡框架基本完整，内部也可见空泡征、细支气管征。

　　病理上分为非黏液性、黏液性、黏液性和非黏液混合型3种。CT图像上MIS的常见表现：圆形或类圆形亚实性结节（混合磨玻璃结节），直径8～15 mm，边缘清晰，可有分叶征、棘突征，结节的内部密度不均，可见空泡征，CT平均值多在-400 HU附近，多数可见有血管支相连或进入结节，其表现相对AIS更明显。实际工作中，MIS影像表现不可能千篇一律，而是千变万化，但万变不离其宗，磨玻璃结节的诊断还是按此思路分析、鉴别。分析上述改变的权重比，从而得出正确的诊断。本节将MIS归纳为四类进行导读，即典型、类似AIS型、类似浸润性型、特殊型。

典型MIS

1. 女性，49岁，体检。

　　所见：右肺下叶后基底段类圆形磨玻璃结节，横断位最大径线为11.5 mm×14.0 mm，CT平均值为

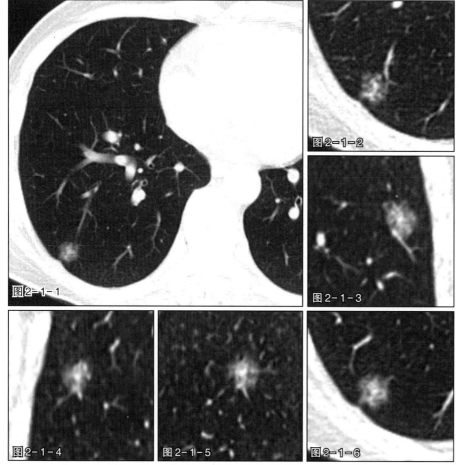

图2-1-1　5 mm横断位

图2-1-2　1 mm薄层重建横断位

图2-1-3　1 mm薄层重建矢状位

图2-1-4　1 mm薄层重建冠状位

图2-1-5　不同位置的图像重建

图2-1-6　不同位置的图像重建

−429 HU。

瘤体内部：密度不均，点状高密度影及条状高密度血管影。

瘤—肺界面：结节边缘清晰，边缘见分叶，棘状突起，侧胸壁胸膜牵拉不确切。

血管征象：多支血管多方位与结节相连，部分进入结节并局部增粗。

影像诊断：右肺下叶磨玻璃结节，MIA。

术后病理：微浸润腺癌

点评：本例磨玻璃小结节影像学上属于典型微浸润腺癌的表现，清晰的边缘是排除炎症的重要征象，瘤体内部见多个点状高密度及条索影构成一个混杂密度的磨玻璃结节。多角度显示结节与血管相连（部分为相对较粗血管），局部进入结节处增粗，结节内血管相互"联通"，结节的CT平均值为−429 HU，属于比较典型的MIS密度。结节内高密度实性成分不多，不考虑浸润型。

2. 女性，31岁，体检。

所见：左肺下叶背段胸膜下类圆形混合磨玻璃结节，横断位最大径线约10.0 mm，CT平均值为−485 HU。

瘤体内部：密度不均，点状稍高密度影。

瘤—肺界面：结节边缘清晰。

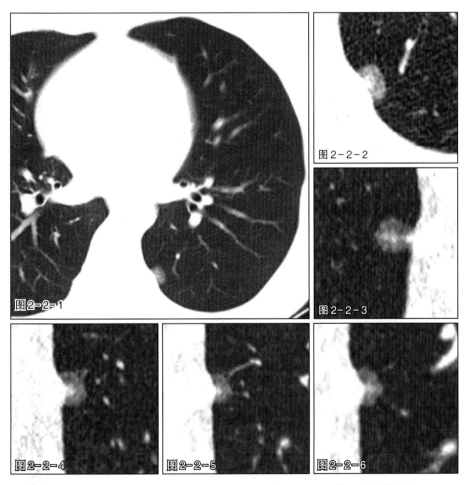

图2-2-1　5 mm横断位　　　　　图2-2-2　1 mm薄层重建横断位
图2-2-3　1 mm薄层重建矢状位　　图2-2-4　1 mm薄层重建冠状位
图2-2-5　1 mm薄层重建多角度　　图2-2-6　1 mm薄层重建多角度

血管征象：血管与结节相连（图2-2-5），部分血管进入结节内局部增粗。

影像诊断：微浸润腺癌

术后病理：微浸润腺癌

点评：本例磨玻璃结节影像学属于典型的微浸润腺癌。混磨结节，其内的点状高密度呈线样排列，结节的大小位于小结节的上限10 mm，结节的CT均值落于常见的MIS，结合典型的血管征象，诊断不难。

3. 女性,46岁,体检。

所见：左肺上叶近肺门斜裂胸膜前见类圆形磨玻璃结节影，直径约11 mm，CT平均值为−436 HU。

瘤体内部：密度不均，血管样条索影，点结样实性高密度。

瘤—肺界面：结节边缘清晰，有分叶。

血管征象：见血管多方位与结节相连，血管进入结节内局部增粗。

胸膜征象：局部未见明显胸膜粘连凹陷。

影像诊断：左肺上叶混磨结节，微浸润腺癌。

术后病理：微浸润腺癌

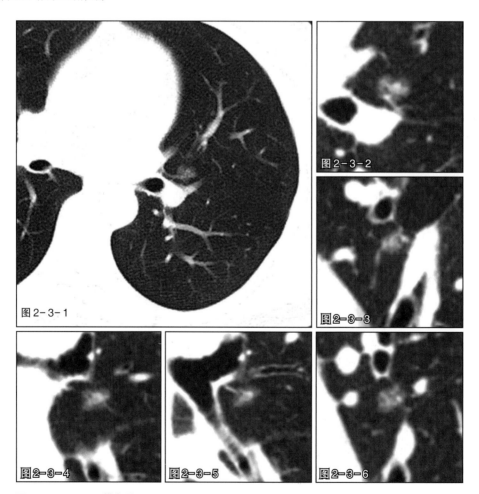

图2-3-1　5 mm横断位　　　　　　图2-3-2　1 mm薄层重建横断位

图2-3-3　1 mm薄层重建矢状位　　图2-3-4　1 mm薄层重建冠状位

图2-3-5　1 mm薄层重建多角度　　图2-3-6　1 mm薄层重建多角度

点评：典型的混磨结节，清晰的边缘不考虑炎症及AAH，诊断集中在AIS和MIA鉴别，瘤体相对明显的分叶有助后者的加分，但提示作用有限，结节套结节MIS出现的概率高，结合结节有相对较粗的血管进入及典型CT值诊断还是考虑MIA。结节内实性占比不高，不考虑浸润性腺癌。

4. 男性,54岁,体检。

所见：左肺下叶背段类圆形混合磨玻璃结节影，横断位最大径线为16.8 mm×13.3 mm，CT平均值为−500 HU。

瘤体内部：密度不均，点状低密度影、条状高密度影相互交错。

瘤—肺界面：结节边缘清晰，可见分叶、毛刺和胸膜凹陷征。

血管征象：多支血管与结节相连，部分进入结节内局部增粗。

影像诊断：微浸润腺癌

术后病理：微浸润腺癌

点评：本例磨玻璃结节影像学特点，纯磨密度及瘤体内的高密度构成混磨，直径偏大，已明显超过小结节的上限，瘤体内的血管影交错"联通"，形态显得夸张，瘤体边缘毛刺、分叶及胸膜牵拉均可见，诊断理应指向浸润性肺部肿瘤。仔细观察，结节中心的实性结节影（图2-4-5），并非真的实性结节，而图2-4-2中血管的轴位显示，瘤体中除去血管几乎完全是磨玻璃成分，这部分的CT平均值显

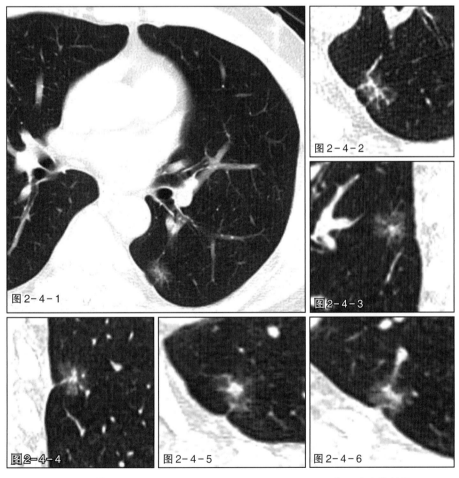

图2-4-1　5 mm横断位　　　　　　图2-4-2　1 mm薄层重建横断位
图2-4-3　1 mm薄层重建矢状位　　图2-4-4　1 mm薄层重建冠状位
图2-4-5　1 mm薄层重建多角度　　图2-4-6　1 mm薄层重建多角度

然要明显低于−500 HU,间接提示瘤体内部的细胞增生不严重,诊断考虑MIS更合适。

5. 男性,54岁,体检。

所见:左肺上叶尖后段斜裂前类圆形混合磨玻璃结节影,横断位最大径线6.8 mm×5.4 mm,CT平均值为−293 HU。

瘤体内部:密度不均,内见偏心性高密度结节。

瘤—肺界面:结节边缘清晰,一侧紧贴斜裂胸膜。

血管征象:血管与结节相连,局部进入结节增粗。

影像诊断:微浸润腺癌

术后病理:微浸润腺癌

点评:本例磨玻璃小结节影像学特点,结节偏小,密度不低,典型的结节套结节,相应的血管征象,理应诊断MIS而不考虑AIS。

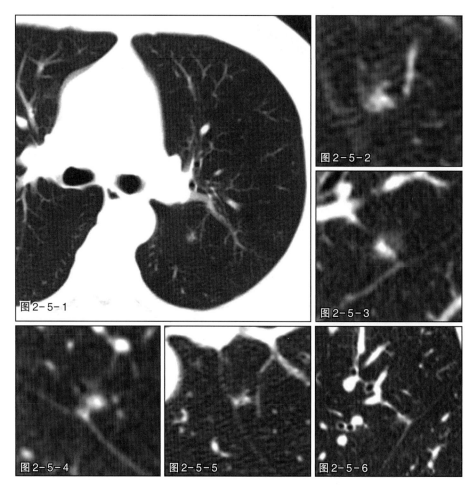

图2-5-1　5 mm横断位　　　　　图2-5-2　1 mm薄层重建横断位
图2-5-3　1 mm薄层重建矢状位　　图2-5-4　1 mm薄层重建冠状位
图2-5-5　1 mm薄层重建多角度　　图2-5-6　1 mm薄层重建多角度

6. 女性,60岁,体检。

所见:右肺上叶前段磨玻璃结节,横断位最大径线12.0 mm,CT平均值为−585 HU。

瘤体内部：密度不均，血管影未遮盖，瘤体内偏心处可见密度偏高的结节影。

瘤—肺界面：结节边缘清晰，一侧紧贴胸膜。

血管征象：血管与结节相连，多支血管进入结节并在结节内交错"联通"，局部增粗。

影像诊断：微浸润腺癌

术后病理：微浸润腺癌

点评：本例磨玻璃结节影像学上特点，结节略偏大，超出10 mm，结节内有高密度的结节构成混磨密度，即结节套结节，结节的密度不高，CT平均值为−585 HU，属于AIS的常见密度，诊断上可排除AAH，能否排除MIS，经验上结节偏大的混磨有典型的结节套结节，以MIS居多，其次结节内的血管影交错、增粗及"联通"明显（图2-6-2、图2-6-3、图2-6-4），提示结节的血管丰富。综上，虽然结节的密度欠缺，诊断还是考虑MIA。术后病理亦予证实。

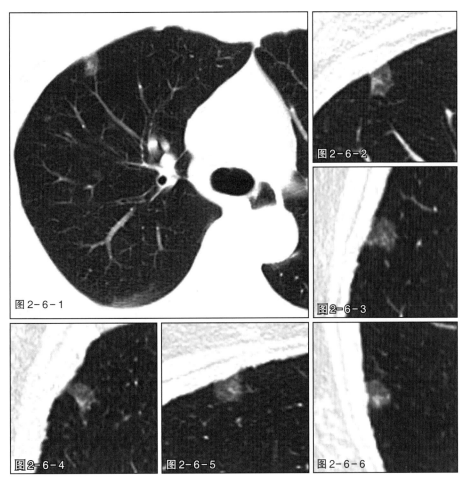

图2-6-1　5 mm横断位　　　　　　　图2-6-2　1 mm薄层重建横断位
图2-6-3　1 mm薄层重建矢状位　　　图2-6-4　1 mm薄层重建冠状位
图2-6-5　1 mm薄层重建多角度　　　图2-6-6　1 mm薄层重建多角度

7. 女性,52岁,体检。

所见：右肺下叶后基底段类圆形混合磨玻璃结节影，横断位最大径线11.2 mm×7.6 mm，CT平均值为−352 HU。

瘤体内部：密度不均，实质性成分小于5 mm。

瘤—肺界面：结节边缘清晰。

血管征象：多支血管多方位与结节相连，部分血管进入结节内局部增粗。

影像诊断：微浸润腺癌

术后病理：微浸润腺癌

点评：本例磨玻璃结节影像学上属于典型的微浸润腺癌表现，清晰的边缘是排除炎症的重要征象，瘤体内部低密度影及高密度影构成混磨结节呈典型的结节套结节，多角度显示结节与血管相连，局部进入结节处增粗，结节的CT平均值为-352 HU，结节内高密度实性成分主要位于结节的前部，占比不高，因此不考虑浸润性腺癌。

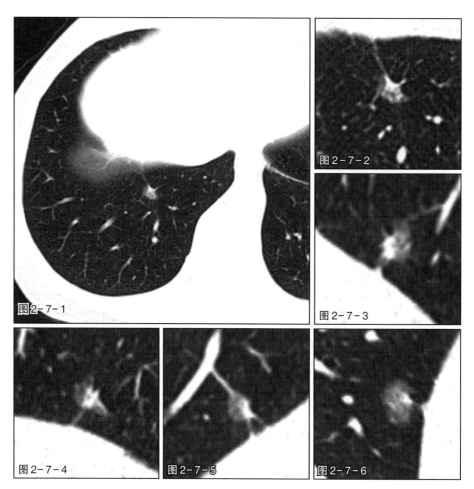

图2-7-1　5 mm横断位　　　　　　图2-7-2　1 mm薄层重建横断位

图2-7-3　1 mm薄层重建矢状位　　图2-7-4　1 mm薄层重建冠状位

图2-7-5　1 mm薄层重建多角度　　图2-7-6　1 mm薄层重建多角度

8. 女性，62岁，体检。

所见：左肺上叶尖后段前壁胸膜下磨玻璃结节影，直径约11 mm，伴局部浅分叶及短毛刺，CT平均值为-430 HU。

瘤体内部：密度不均，高密度位于瘤体偏心位置，实质性成分小于5 mm。

瘤—肺界面：边缘清晰，局部略呈短毛刺，有深分叶，棘状突起。

血管征象：多支血管多方位与结节相连，部分血管进入结节内局部增粗。

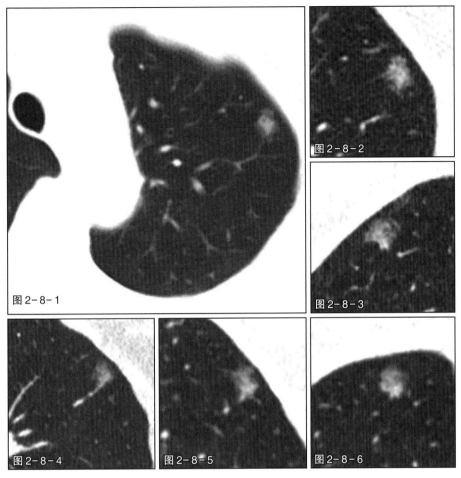

图2-8-1　5 mm横断位　　　　　　　图2-8-2　1 mm薄层重建横断位

图2-8-3　1 mm薄层重建矢状位　　　图2-8-4　1 mm薄层重建冠状位

图2-8-5　1 mm薄层重建多角度　　　图2-8-6　1 mm薄层重建多角度

胸膜征象：局部未见侧壁胸膜粘连牵拉。

影像诊断：微浸润腺癌

术后病理：微浸润腺癌

点评：本例磨玻璃结节特点，混磨结节，结节的直径略高于小结节的标准，CT平均值为常见的MIS，多角度显示结节与血管相连，局部进入结节处增粗，也是典型的血管改变。瘤体内实性占比不高，不考虑浸润性腺癌。

类似AIS型MIS

1. 男性,55岁,体检。

所见：右肺下叶后基底段类圆形磨玻璃结节，直径约7 mm，CT平均值为−540 HU。

瘤体内部：密度欠均。

瘤—肺界面：结节边缘清晰。

血管征象：细小血管与结节相连，部分进入结节外带，密度呈杵状。

影像诊断：右肺下叶后基底段类圆形磨玻璃结节，AIS。

术后病理：微浸润腺癌

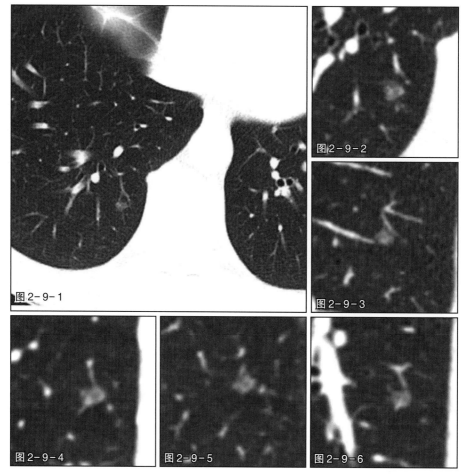

图2-9-1　5 mm横断位
图2-9-2　1 mm薄层重建横断位
图2-9-3　1 mm薄层重建矢状位
图2-9-4　1 mm薄层重建冠状位
图2-9-5　1 mm薄层重建多角度
图2-9-6　1 mm薄层重建多角度

　　点评：本例磨玻璃结节影像学上与原位癌影像学相差无几，清晰的边缘是排除炎症的重要征象，瘤体内部密度欠均，CT平均值为典型的AIS。血管征象也无夸张改变。术后病理却为MIS，提醒我们CT检查虽能发现早期肺癌，但在其病理分期上仍会发生判断错误，或偏前或偏后，不与病理统一。事实上，早期肺癌的病理组织学上也告诉我们，瘤体内的不同区域肿瘤组织形态常有明显差异或者是不同步现象。影像在大多数的情况下反应的是病灶内占主导地位的病理，显微镜下的病理是反应瘤体内生长最活跃的部分，即使这部分在瘤体内占据很少，病理仍据此诊断。了解两者的差异也就不难解释影像有时与病理的误差。

2. 男性, 50岁, 体检。

所见：左肺上叶上叶前段类圆形磨玻璃结节，CT值约为-590 HU，横断位最大径线约6.0 mm。

瘤体内部：密度欠均，血管影未被遮盖。

瘤—肺界面：结节边缘清晰。

血管征象：见血管与结节相连，部分血管进入结节内局部略增粗。

影像诊断：原位腺癌

术后病理：微浸润性腺癌

点评：本例磨玻璃结节影像学特点，直径不大，纯磨密度，清晰的边缘是排除炎症的重要征象，

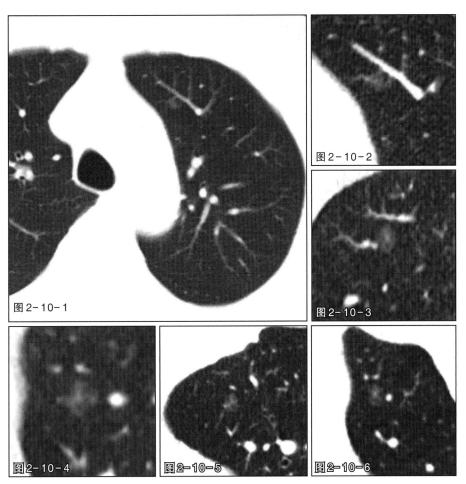

图2-10-1　5 mm横断位　　　　　　　图2-10-2　1 mm薄层重建横断位

图2-10-3　1 mm薄层重建矢状位　　　图2-10-4　1 mm薄层重建冠状位

图2-10-5　1 mm薄层重建多角度　　　图2-10-6　1 mm薄层重建多角度

瘤体内部密度欠均,CT平均值为典型的AIS,血管征象也无夸张改变,术后病理却为MIS,提醒我们影像诊断代替病理目前仍做不到。"同病异影,异病同影",这句放射科老话直到今天仍未过时。

3. 女性,35岁,体检。

所见:左肺上叶尖后段类圆形磨玻璃结节,横断位最大径线8.0 mm,CT平均值为−571 HU。

瘤体内部:密度欠均,见少许实性成分及增粗扭曲的血管影。

瘤—肺界面:横断位、矢状位及冠状位显示结节边缘清晰。

血管征象:横断位、矢状位及冠状位均见血管与结节相连,以矢状位及横断位明显,且见血管进入结节内局部增粗。

影像诊断:原位腺癌

术后病理:微浸润性腺癌

点评:本例磨玻璃结节影像学特点,直径不大,纯磨密度,清晰的边缘是排除炎症的重要征象。瘤体内部密度欠均,CT平均值为典型的AIS,血管征象也无特别,术后病理却为MIS。特点看似AIS,实为MIS。

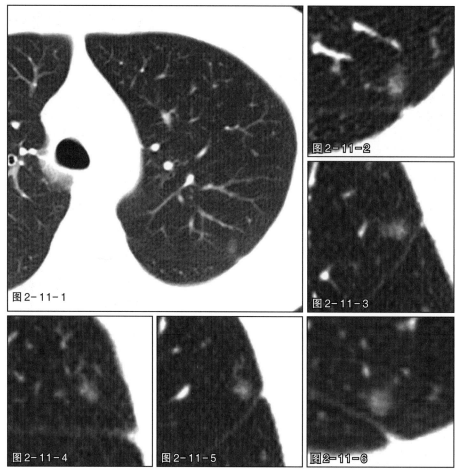

图2-11-1　5 mm横断位　　　　　　图2-11-2　1 mm薄层重建横断位
图2-11-3　1 mm薄层重建矢状位　　图2-11-4　1 mm薄层重建冠状位
图2-11-5　1 mm薄层重建多角度　　图2-11-6　1 mm薄层重建多角度

4. 男性,47岁,体检。

所见:右肺下叶背段类圆形磨玻璃结节灶,直径平均值约8 mm,CT平均值为−469 HU。

瘤体内部:密度不均,瘤体中心见点状高密度影。

瘤—肺界面:结节边缘清晰,瘤体的一个面紧贴斜裂胸膜。

血管征象:血管与结节相连,以矢状位及冠状位明显,部分血管进入结节内局部增粗。

影像诊断:微浸润腺癌

术后病理:微浸润腺癌

点评:本例磨玻璃小结节影像学特点,结节不大,密度不均,中心见更高结节样影,类似结节套结节,清晰的边缘是排除炎症的重要征象,多角度显示结节与血管相连,局部进入结节处增粗,结节的CT平均值为−469 HU,密度高于常见的AIS,从影像不难诊断为MIS。

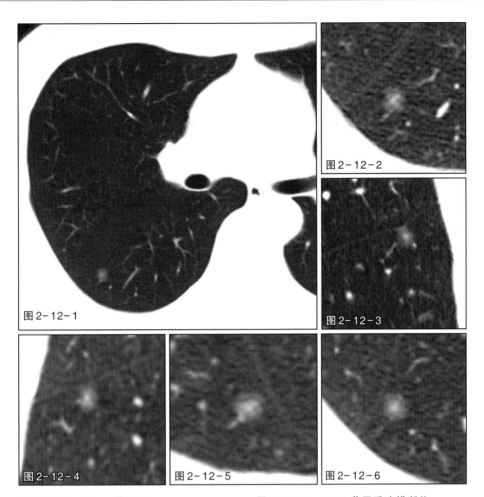

图2-12-1　5 mm横断位　　　　图2-12-2　1 mm薄层重建横断位
图2-12-3　1 mm薄层重建矢状位　　图2-12-4　1 mm薄层重建冠状位
图2-12-5　1 mm薄层重建多角度　　图2-12-6　1 mm薄层重建多角度

5.女性,35岁,体检。

所见:左肺上叶尖后段见类圆形磨玻璃结节,有浅分叶,横断位最大径线11.0 mm,CT平均值为－497 HU。

瘤体内部:密度欠均,伴增粗扭曲的血管影。

瘤—肺界面:结节边缘清晰,不光整,有浅分叶,棘样突起。

血管征象:多支血管与结节相连,一支相对较粗的肺静脉进入结节且见血管进入结节后明显增粗,继续发出较粗的血管供应结节。

影像诊断:左肺上叶尖后段见类圆形磨玻璃结节,微浸润腺癌。

术后病理:微浸润腺癌

点评:本例磨玻璃结节直径中等,病灶清晰的边缘是排除炎症的重要征象,AAH和浸润性腺癌更不会考虑(大小、密度明显不符),诊断留下的是AIS和MIS的鉴别。若是前者,感觉瘤体的直径略偏大,密度也略偏高,但也不是不可以,结节边缘不光整,棘突征则在MIS出现的概率要高,相对较粗的肺静脉改变也略显夸张。综合征象还是MIS更合理。

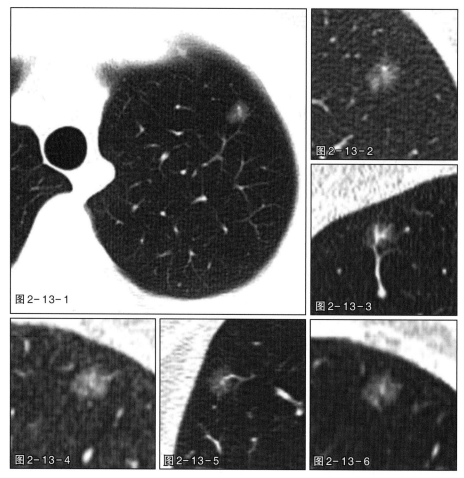

图2-13-1 5 mm横断位　　　　　　　图2-13-2 1 mm薄层重建横断位

图2-13-3 1 mm薄层重建矢状位　　　图2-13-4 1 mm薄层重建冠状位

图2-13-5 1 mm薄层重建多角度　　　图2-13-6 1 mm薄层重建多角度

6. 女性,68岁,体检。

所见:右肺上叶尖段类圆形磨玻璃混合结节,直径约10 mm,CT平均值为−565 HU。

瘤体内部:密度不均,点状高密度影及条状血管影。

瘤—肺界面:结节边缘清晰,有浅分叶。

血管征象:多支血管与结节相连,进入结节在结节内"联通",似再形成结节。

影像诊断:右肺上叶混合磨玻璃结节,微浸润性腺癌。

术后病理:微浸润性腺癌

点评:本例混磨结节的CT平均值似AIS,影像学仍诊断微浸润腺癌,基于这样的理由,10 mm的直径对AIS略显大,分叶征,特别是结节内的血管表现,如血管"联通"明显,直观上形成结节套结节,提示肿瘤的供血丰富,对应的病理分期靠前。

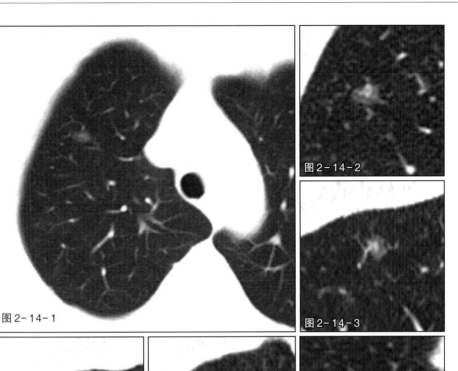

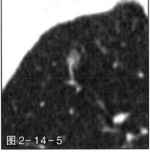

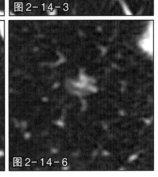

图 2-14-1　5 mm横断位　　　　　　图 2-14-2　1 mm薄层重建横断位
图 2-14-3　1 mm薄层重建矢状位　　图 2-14-4　1 mm薄层重建冠状位
图 2-14-5　1 mm薄层重建多角度　　图 2-14-6　1 mm薄层重建多角度

7. 男,39岁,体检。

所见:右肺上叶尖段胸膜下类圆形磨玻璃结节,横断位最大径线8.9 mm×8.5 mm,CT平均值为-617 HU。

瘤体内部:密度不均,见多个点状低密度影。

瘤—肺界面:横断位、矢状位及冠状位显示结节边缘清晰。

血管征象:血管与结节相连,局部血管进入结节外带末端呈杵状(图2-15-2)。

影像诊断:原位腺癌

术后病理:微浸润腺癌

点评:本例磨玻璃小结节影像学上酷似原位癌表现,清晰的边缘是排除炎症的重要征象,瘤体内部多个点状低密度影为典型空泡征,结节与血管相连,局部进入结节处增粗,结节的CT平均值为-617 HU,低于-600 HU密度不算高,诊断首先考虑原位癌,但手术后病理结果却为微浸润。所以严格来讲,影像诊断对于早期肿瘤的病理分型并不一定正确。

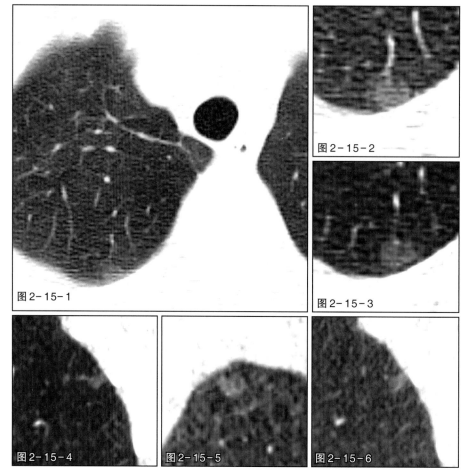

图2-15-1　5 mm横断位　　　　　　图2-15-2　1 mm薄层重建横断位

图2-15-3　1 mm薄层重建矢状位　　图2-15-4　1 mm薄层重建冠状位

图2-15-5　1 mm薄层重建多角度　　图2-15-6　1 mm薄层重建多角度

8. 女性,34岁,体检。

所见:右肺上叶前段见类圆形磨玻璃结节,横断位最大径线9.0 mm,CT平均值为-553 HU。

瘤体内部:密度不均条索样血管影。

瘤—肺界面:结节边缘清晰。

血管征象:血管与结节相连,血管进入结节内局部增粗。

影像诊断:右肺上叶前段见类圆形磨玻璃结节,AIS可能大,不排除MIS。

术后病理:微浸润腺癌

点评:本例磨玻璃结节特点,纯磨结节,直径不是太大,CT平均值更似AIS,病灶边缘清晰不考虑炎症,不排除MIA的主要原因,相对较粗的肺静脉的两支血管进入结节(图2-16-6),提示结节的血供丰富。术后病理证实我们考虑的这一点,本例提示,在AIS和MIA的鉴别诊断中要重视血管的征象。

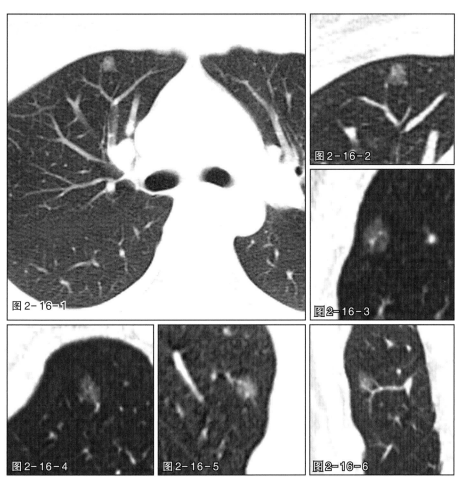

图2-16-1　5 mm横断位　　　　　　　图2-16-2　1 mm薄层重建横断位
图2-16-3　1 mm薄层重建矢状位　　　图2-16-4　1 mm薄层重建冠状位
图2-16-5　1 mm薄层重建多角度　　　图2-16-6　1 mm薄层重建多角度

类似浸润性型MIS

1. 女性,58岁,体检。

所见:左肺舌段见不规则亚实性结节影,横断位最大径线15.8 mm×13.5 mm,CT平均值为−209 HU。

瘤体内部:密度不均,见低密度影,局部可见支气管走行。

瘤—肺界面:边缘不清晰,有分叶、毛刺。

血管征象:多支血管多方位与结节相连,部分血管进入结节内局部扭曲增粗,与临近胸膜牵拉粘连。

影像诊断:左肺舌段见不规则亚实性结节影,考虑浸润腺癌。

术后病理:微浸润腺癌

点评:本例特点横断位类圆形,多角度观察结节的形状很不规则,结节的成分以实性为主,即结节的实性成分占比很高,大于50%,结节的CT平均值为−209 HU,同样较高,结合结节边缘的分叶、毛刺,影像符合浸润性腺癌。

术后病理为微浸润腺癌,影像错误的原因分析:从病理学上,MIA分为非黏液性、黏液性、黏液

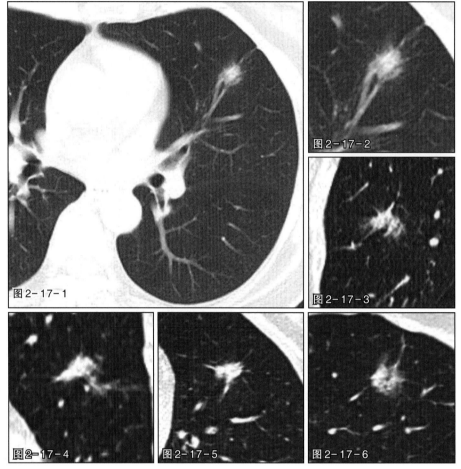

图 2-17-1　5 mm 横断位　　　　　　图 2-17-2　1 mm 薄层重建横断位
图 2-17-3　1 mm 薄层重建矢状位　　　图 2-17-4　1 mm 薄层重建冠状位
图 2-17-5　1 mm 薄层重建多角度　　　图 2-17-6　1 mm 薄层重建多角度

性和非黏液混合型 3 种,绝大多数为非黏液性,黏液性癌极少见,黏液性癌在影像学上常表现为实性结节,所以 MIS 在影像学上也可见于实性结节。以此解释影像误诊,理论上可行,但毕竟微浸润这样的改变不多,从诊断逻辑上还是应首先考虑浸润性。影像毕竟不是病理,追求影像符合病理,现有技术仍难做到。

2. 女性,52 岁,体检。

所见:右肺上叶尖段亚实性结节灶,横断位最大径线 6.8 mm×8.4 mm,CT 平均值为−183 HU。

瘤体内部:密度不均,整体密度偏高。

瘤—肺界面:结节边缘清晰,有分叶、棘样突起。

血管征象:血管与结节相连,血管进入结节内局部增粗(图 2-18-5)。

影像诊断:右肺上叶尖段亚实性结节,浸润腺癌。

术后病理:微浸润腺癌

点评:本例亚实性结节影像学特点,结节不大,密度偏高、偏实,结节内磨玻璃成分不多,清晰的边缘是排除炎症的重要征象,这样的密度也不会考虑 AIS。还是要鉴别诊断微浸润或浸润性,微浸润排在首位,最难解释的是瘤体的密度,CT 平均值为−183 HU,对于 MIS 的 CT 平均值还是显得偏高,而用浸润性解释要比前者合理。

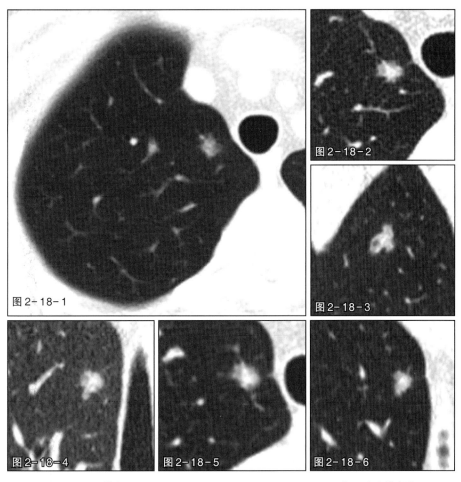

图2-18-1　5 mm横断位　　　　　　图2-18-2　1 mm薄层重建横断位
图2-18-3　1 mm薄层重建矢状位　　　图2-18-4　1 mm薄层重建冠状位
图2-18-5　1 mm薄层重建多角度　　　图2-18-6　1 mm薄层重建多角度

术后病理为微浸润腺癌,影像错误的原因分析:从病理学上,MIA分为非黏液性、黏液性和非黏液混合型3种,绝大多数为非黏液性,黏液性癌极少见,黏液性癌在影像学上常表现为实性结节,所以MIS在影像学上也可见于实性结节。以此解释影像误诊,理论上可行,但毕竟微浸润这样的改变不多,从诊断逻辑上还是应首先考虑浸润性。影像毕竟不是病理,追求影像符合病理,现有技术仍难做到。

3. 女性,41岁,体检。

所见:左肺上叶尖后段近斜裂见一混合磨玻璃结节影,横断位最大径线10.0 mm,CT平均值为−457 HU。

瘤体内部:密度不均,血管影未遮盖。

瘤—肺界面:结节边缘清晰,有分叶。

血管征象:多支血管多角度与结节相连,血管进入结节内局部增粗。

胸膜征象:瘤体一侧紧贴胸膜,局部斜裂胸膜受牵拉、移位。

影像诊断:左肺上叶混合磨玻璃结节,微浸润腺癌。

术后病理:微浸润腺癌

点评:本例混磨结节的特点,结节最大径10 mm,直径不是太大。病灶边缘清晰不考虑炎症。

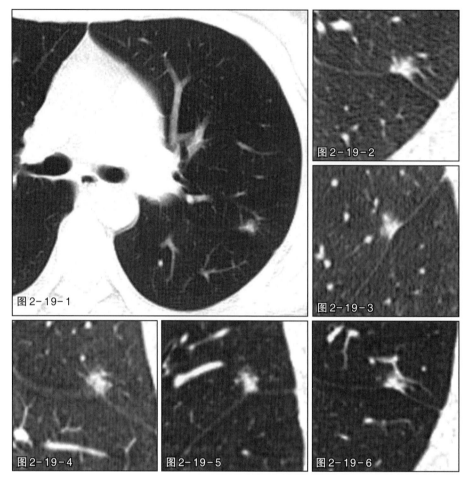

图2-19-1　5 mm横断位　　　　　　　图2-19-2　1 mm薄层重建横断位

图2-19-3　1 mm薄层重建矢状位　　　图2-19-4　1 mm薄层重建冠状位

图2-19-5　1 mm薄层重建多角度　　　图2-19-6　1 mm薄层重建多角度

瘤体形态欠规整,有分叶,内部的实性占比在50%左右,影像诊断指向浸润性病灶,仔细分析,结节内的实性部分有相当部分是血管,而非真正的肿瘤实性,CT平均值为−457 HU,很好地证实了这样的判断。再者斜裂胸膜是结节的整个一边对其进行的牵拉移位(图2-19-1、图2-19-2、图2-19-6),还是有别于常见的"兔耳征",综合考虑为MIS。

4. 女性,36岁,体检。

所见:右肺下叶外基底段胸膜下类圆形混合磨玻璃结节影,横断位最大径线6.0 mm×4.2 mm,CT平均值为−330 HU。

瘤体内部:密度不均,整体偏高。

瘤—肺界面:结节边缘清晰。

血管征象:多支见血管与结节相连。

胸膜征象:瘤体一侧紧贴胸膜。

影像诊断:微浸润腺癌

术后病理:微浸润腺癌

点评:本例磨玻璃小结节影像学特点,瘤体不大,整体密度偏高,介于磨—实之间,CT平均值为−330 HU,也证实这样的判断,清晰的瘤—肺界面分界帮助排除炎症。AIS的CT平均值极少达到这

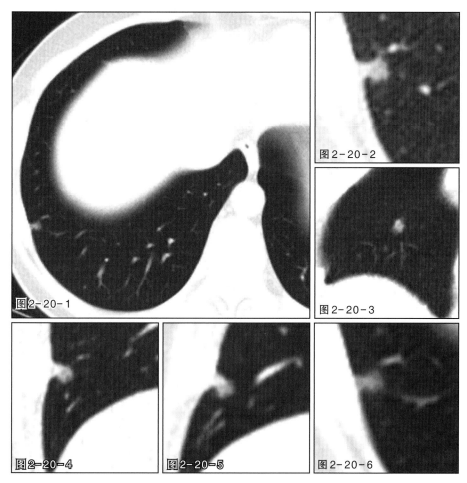

图2-20-1　5 mm横断位　　　　　　　　图2-20-2　1 mm薄层重建横断位
图2-20-3　1 mm薄层重建矢状位　　　　图2-20-4　1 mm薄层重建冠状位
图2-20-5　1 mm薄层重建多角度　　　　图2-20-6　1 mm薄层重建多角度

么高,仍是要鉴别诊断浸润与微浸润。病理上少见类型的浸润性腺癌可以表现为实性,本例结节虽貌似实性,但测量其CT值与实性还有距离,综合判断首先考虑MIS。

5. 女性,71岁,体检。

所见:左肺下叶背段类圆形亚实性结节,横断位最大径线8.6 mm×9.9 mm,CT平均值为−323 HU。

瘤体内部:密度不均,整体密度偏高。

瘤—肺界面:结节边缘清晰,有分叶、棘突征。

血管征象:多支血管多角度与结节相连,部分血管进入结节内局部增粗。

影像诊断:左肺下叶背段亚实性结节,微浸润腺癌。

术后病理:微浸润腺癌

点评:本例亚实性结节影像学特点,结节不大,密度偏高、偏实,结节内磨玻璃成分不多,清晰的边缘是排除炎症的重要征象,这样的密度不会考虑AIS。还是要鉴别诊断微浸润或浸润性,直观上瘤内的高密度成分偏向实性密度,但CT平均值的测量只有−323 HU,显然有所不符,这样的CT平均值将结节归于磨−实之间更为准确,首先考虑微浸润。

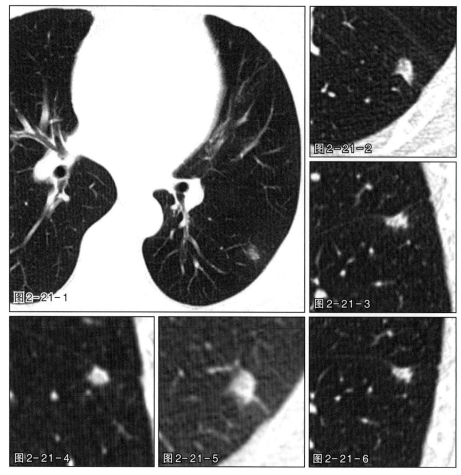

图2-21-1　5 mm横断位　　　　　　　　图2-21-2　1 mm薄层重建横断位

图2-21-3　1 mm薄层重建矢状位　　　　图2-21-4　1 mm薄层重建冠状位

图2-21-5　1 mm薄层重建多角度　　　　图2-21-6　1 mm薄层重建多角度

6. 女性,53岁,体检。

所见:右肺上叶尖段的不规则磨玻璃混合结节,最大径线约18.0 mm,CT平均值为−467 HU。

瘤体内部:密度不均,见多个点状低密度影、点状高密度影及条状高密度影。

瘤—肺界面:结节边缘清晰,瘤体边缘见脐样凹陷,有分叶、棘突征。

血管征象:见血管与结节相连,部分血管进入结节内局部增粗。

影像诊断:右肺上叶混合磨玻璃结节,微浸润性腺癌。

术后病理:微浸润性腺癌

点评:本例磨玻璃小结节影像学上属于微浸润腺癌的表现,清晰的边缘是排除炎症的重要征象,瘤体边缘见脐样凹陷,瘤体内部多个点状高密度及条索影构成一个混杂密度的磨玻璃结节,多角度显示结节与血管相连,局部进入结节处增粗,结节的CT平均值为−467 HU,更接近MIS的密度,结节内高密度实性成分占比不大。

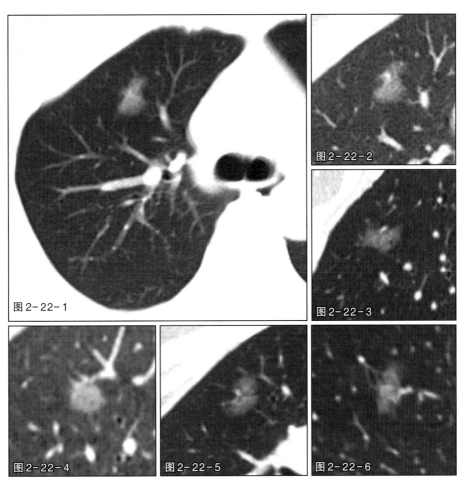

图2-22-1　5 mm横断位　　　　　　　　图2-22-2　1 mm薄层重建横断位
图2-22-3　1 mm薄层重建矢状位　　　　图2-22-4　1 mm薄层重建冠状位
图2-22-5　1 mm薄层重建多角度　　　　图2-22-6　1 mm薄层重建多角度

7. 女性,44岁,体检。

所见:左肺舌段见类圆形混磨结节,横断位最大径线6.0 mm×5.5 mm,CT平均值为-372 HU。

瘤体内部:密度不均,见点状低密度影、点状高密度影及条状高密度影。

瘤—肺界面:结节边缘清晰。

血管征象:见血管与结节相连,血管进入结节内局部增粗。

影像诊断:微浸润腺癌

术后病理:微浸润腺癌

点评:本例磨玻璃小结节影像学上属于微浸润腺癌表现,清晰的边缘是排除炎症的重要征象,瘤体内部多个点状低密度影为空泡征,与多个点状高密度及条索影构成一个混杂密度的磨玻璃结节,多角度显示结节与血管相连,局部进入结节处增粗,结节的CT平均值为-372 HU,密度偏高,因此考虑微浸润。

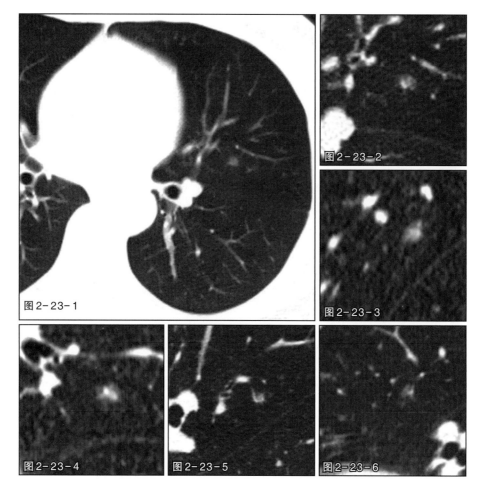

图2-23-1 5 mm横断位 　　　　图2-23-2 1 mm薄层重建横断位
图2-23-3 1 mm薄层重建矢状位 　　图2-23-4 1 mm薄层重建冠状位
图2-23-5 1 mm薄层重建多角度 　　图2-23-6 1 mm薄层重建多角度

特殊型MIS

1. 男性,49岁,体检。

所见:左下肺斜裂后紧贴斜裂胸膜类圆形亚实性小结节,横断位最大径线5.0 mm,CT平均值为−478 HU。

瘤体内部:密度不均,中心密度高。

瘤—肺界面:结节边缘清晰,有分叶。

血管征象:血管与结节相连,以矢状位及横断位明显,且见血管进入结节内局部增粗,局部斜裂胸膜增厚粘连。

影像诊断:微浸润腺癌

术后病理:微浸润腺癌

点评:本例结节直径不大,因其中心有较高的结节样影,判断为亚实性结节,清晰的边缘可以排除炎症,诊断主要是原位癌和微浸润癌的鉴别,结节直径虽然不大但其总体密度偏高,CT平均值达到−407 HU,中心部位密度更高,但与实性相比尚感不够,不支持浸润性腺癌,相对原位癌常见的密度又明显偏高,结节内的点状低密度较少也提示结节内细胞增生明显,所以影像诊断偏向于微浸润

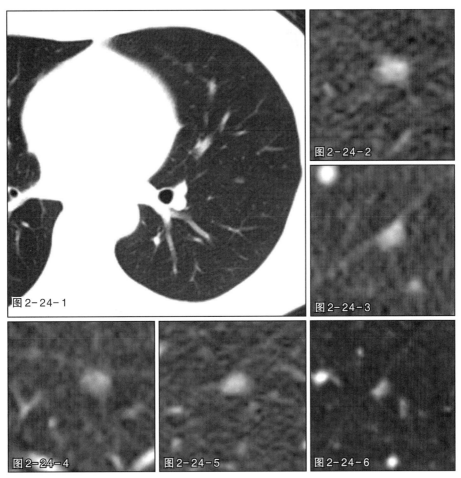

图2-24-1　5 mm横断位　　　　　　　图2-24-2　1 mm薄层重建横断位
图2-24-3　1 mm薄层重建矢状位　　　图2-24-4　1 mm薄层重建冠状位
图2-24-5　1 mm薄层重建多角度　　　图2-24-6　1 mm薄层重建多角度

腺癌。本例的启示是，是瘤体的大小与瘤体的分期并不完全一致，临床上若仅依据瘤体大小作为手术指征可能会出现延误治疗。

2. 男性，58岁，体检。

所见：右肺上叶胸膜下长圆形亚实性小结节，最大径线约11.0 mm×6.0 mm，CT平均值为−300 HU，与胸膜面呈宽基接触。

瘤体内部：密度不均。

瘤—肺界面：结节边缘清晰，有分叶。

血管征象：多支细小血管多方位与结节相连。

影像诊断：右上叶胸膜下亚实性小结节，MIA。

术后病理：微浸润腺癌

点评：本例结节在5 mm图像所给征象明显不足，极易误判为胸膜下硬结灶，薄层多角度重建后的影像非常典型，结节边缘清晰，整体密度偏高，CT值落于典型的MIA区间，相应的血管征象，诊断MIS没有难度。

本例特点：在5 mm图像上判断胸膜下的病灶性质要提高警惕，不经过薄层重建勿轻易诊断胸膜下硬结灶。胸膜的淋巴网及血管网相对丰富，附近的肿瘤一旦延误，转移的概率随之上升。

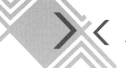

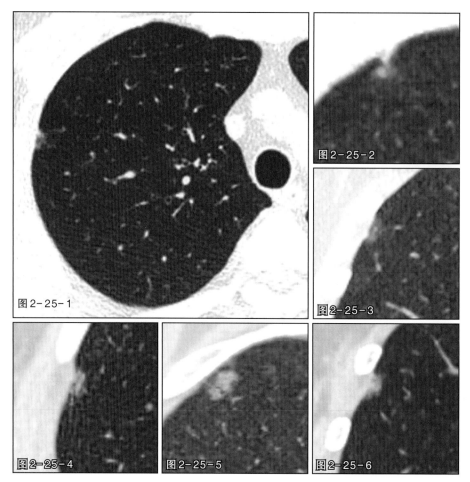

图2-25-1　5 mm横断位　　　　　　图2-25-2　1 mm薄层重建横断位

图2-25-3　1 mm薄层重建矢状位　　图2-25-4　1 mm薄层重建冠状位

图2-25-5　1 mm薄层重建多角度　　图2-25-6　1 mm薄层重建多角度

3．女性，42岁，体检。

所见：右肺上叶前段长圆形磨玻璃结节影，横断位最大径线约7.0 mm，CT平均值为−658 HU。

瘤体内部：密度不均伴空泡影，无明显实性成分。

瘤—肺界面：结节边缘清晰。

血管征象：血管与结节相连，见细小血管支进入结节内。

影像诊断：微浸润腺癌

术后病理：微浸润腺癌

点评：本例结节表现有点特别，位于上叶前段紧贴较粗的肺静脉，肺静脉构成结节的边或可形象的称为肺静脉一侧长出的结节。避开血管，结节呈纯磨密度，CT平均值为−658 HU也证实此判断，诊断考虑AAH，但多角度薄层重建，除细小血管支进入结节外，还有更重要的血管征象不能遗漏，肺静脉的结节侧管壁已经模糊、毛糙，由此结节的病理进程要考虑MIS。

本例特点：肺静脉一侧长出的纯磨，静脉壁受累，病理为MIS。

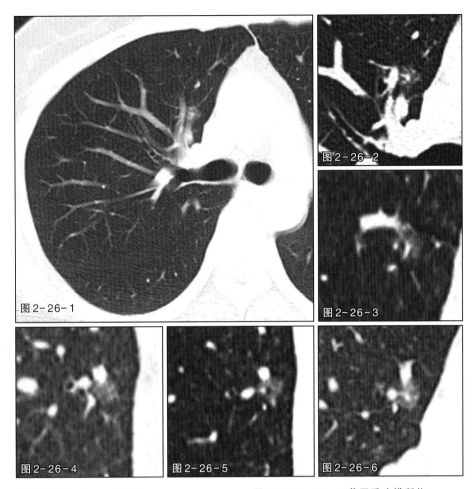

图2-26-1　5 mm横断位　　　　　　　　图2-26-2　1 mm薄层重建横断位
图2-26-3　1 mm薄层重建矢状位　　　　图2-26-4　1 mm薄层重建冠状位
图2-26-5　1 mm薄层重建多角度　　　　图2-26-6　1 mm薄层重建多角度

4. 男性,42岁,体检。

所见:左肺下叶背段见20 mm的磨玻璃结节影,形态欠规则,横断位最大径线22.0 mm×13.0 mm,CT平均值为−554 HU。

瘤体内部:密度不均,点状高、低密度影,条状血管样影。

瘤—肺界面:结节边缘清晰,部分边缘紧贴斜裂,部分边缘不光整。

血管征象:多支血管见多方位与结节相连(横断位图),且见血管进入结节内局部增粗,部分相互"联通",部分叶间裂受牵拉。

影像诊断:微浸润腺癌

术后病理:微浸润腺癌

点评:本例磨玻璃结节直径偏大,清晰的边缘是排除炎症的重要征象,瘤体的密度位于典型的AIS,瘤体内部多个点状低密度影为典型的空泡征,这两点支持AIS的诊断,但AIS的直径鲜有如此,结节内的点、影过于明显,结合结节边缘不光整,由此鉴别AIS不难。浸润性的病灶是否可能?表现为混磨的浸润性腺癌虽不多见,但也时有发生。本例结节内的实性密度偏少,没有典型的毛刺、深分叶,诊断偏于MIS。

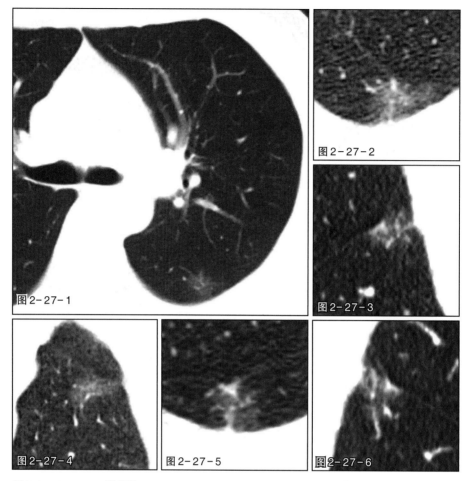

图 2-27-1　5 mm 横断位　　　　　　　　图 2-27-2　1 mm 薄层重建横断位

图 2-27-3　1 mm 薄层重建矢状位　　　　图 2-27-4　1 mm 薄层重建冠状位

图 2-27-5　1 mm 薄层重建多角度　　　　图 2-27-6　1 mm 薄层重建多角度

5. 女性,64岁,体检。

所见:右肺上叶尖段类圆形的混合磨玻璃结节影,横断位最大径线 14.0 mm×13.0 mm,CT平均值为−523 HU。

瘤体内部:密度不均,见多个点状低密度影、点状高密度影及条状高密度影。

瘤—肺界面:结节边缘较清晰,但边缘不光整。

血管征象:见血管与结节相连,且血管进入结节内局部增粗。

影像诊断:微浸润腺癌

术后病理:微浸润腺癌

点评:本例磨玻璃结节的瘤—肺界面分界明显,基本排除炎症,结节的CT平均值不高,为−523 HU,如果避开结节内的血管影,单纯的测量磨玻璃部分结节,CT值应该更低。虽然如此,也基本不予考虑 AAH,诊断还是 AIS 和 MIS 的取舍,点状低密度影为典型的空泡征,于二者鉴别无助,结节内的血管影过于明显,结合结节边缘不光整,更偏向 MIS。结节内实性成分太少也不考虑浸润性腺癌。

本例特点:较大的纯磨,加上较明显的血管征象。

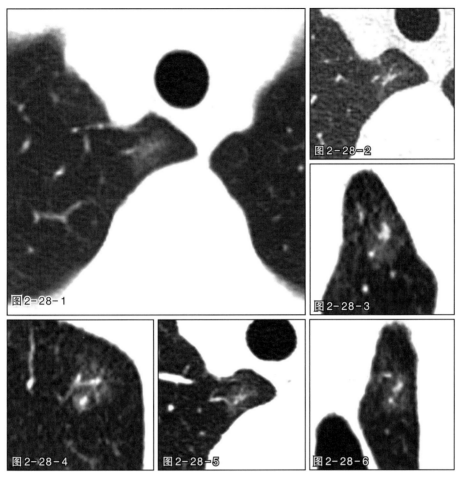

图2-28-1 5 mm横断位　　　　　图2-28-2 1 mm薄层重建横断位
图2-28-3 1 mm薄层重建矢状位　　　图2-28-4 1 mm薄层重建冠状位
图2-28-5 1 mm薄层重建多角度　　　图2-28-6 1 mm薄层重建多角度

6. 女性,46岁,体检。

所见:右肺尖类圆形磨玻璃结节影,最大径线约15.0 mm,伴局部浅分叶及短毛刺,CT平均值为－484 HU,部分胸膜牵拉。

瘤体内部:密度不均,实质性成分小于5 mm。

瘤—肺界面:结节部分界面清晰,部分界面略模糊(图2-29-2)。

血管征象:见血管与结节相连,且血管进入结节内局部增粗。

胸膜征象:结节内部发出的条索影直达侧胸壁,局部胸膜无明显牵拉。

影像诊断:微浸润腺癌

术后病理:微浸润腺癌

点评:本例磨玻璃结节在5 mm图像中部分边缘不清,不能区分是否炎性,但仔细观察1 mm的图像中结节的绝大多数轮廓依然清晰可见,据此仍可排除炎症。15 mm的直径基本排除了AAH,仍然是鉴别AIS和MIS。结节中典型的空泡征,两者均会出现。相对较大的直径,AIS少见CT平均值略偏高,结合结节的血管征象(相对较粗的血管进入结节后增粗明显),综合考虑更偏向MIS。

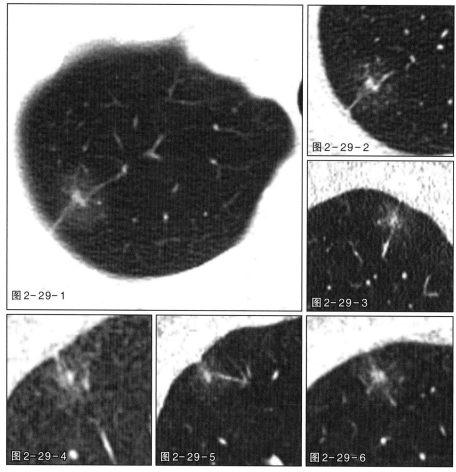

图2-29-1　5 mm横断位　　　　　图2-29-2　1 mm薄层重建横断位

图2-29-3　1 mm薄层重建矢状位　　图2-29-4　1 mm薄层重建冠状位

图2-29-5　1 mm薄层重建多角度　　图2-29-6　1 mm薄层重建多角度

7. 女性,54岁,体检。

所见:左肺上叶尖后段胸膜下磨玻璃结节类椭圆形,横断位最大径线15.0 mm×8.0 mm,CT平均值为−533 HU。

瘤体内部:见多个点状低密度影、点状高密度影及条状高密度影。

瘤—肺界面:结节边缘清晰有分叶。

血管征象:见血管与结节相连,以矢状位及横断位明显,且见血管进入结节内局部增粗。

影像诊断:微浸润腺癌

术后病理:微浸润腺癌

点评:本例磨玻璃结节影像特点,CT平均值似AIS,空泡征典型,但最大径有15 mm,在AIS中这样的径线不多,避开空泡部分的CT平均值在−400 HU左右。诊断还是考虑MIS。

本例特点:较大的纯磨,结节内相对较明显的高密度。

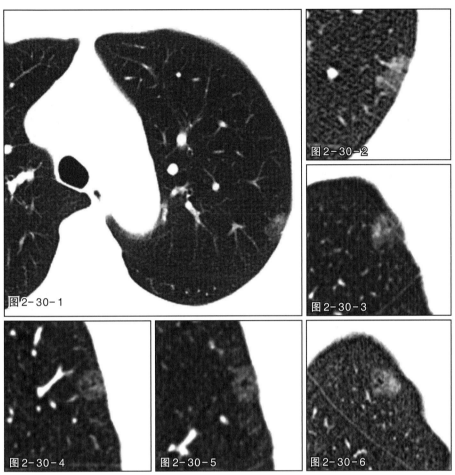

图2-30-1　5 mm横断位

图2-30-2　1 mm薄层重建横断位

图2-30-3　1 mm薄层重建矢状位

图2-30-4　1 mm薄层重建冠状位

图2-30-5　1 mm薄层重建多角度

图2-30-6　1 mm薄层重建多角度

第三节　浸润性腺癌

浸润性腺癌（IAC）指癌细胞浸润到肺周围组织的恶性肿瘤，多为单发病灶，病灶的直径小者呈结节，大者呈肿块。多为实性密度，部分为亚实性。表现为肿块的用CT诊断相对简单，对于直径不大、表现为结节的容易造成误诊、漏诊。本节主要介绍一些表现为结节的IAC，正确认识这类病变，有助于减少工作中的误判。

1. 女性,61岁,体检。

所见：左肺上叶上舌段类圆形实性结节，有深分叶，横断位最大径线17.0 mm，CT平均值为30 HU。

瘤体内部：密度均匀，呈软组织密度。

瘤—肺界面：结节边缘清晰，有分叶、棘样突起及毛刺。

血管征象：见血管与结节相连。

胸膜征象：紧贴纵隔胸膜，部分层面见胸膜牵拉。

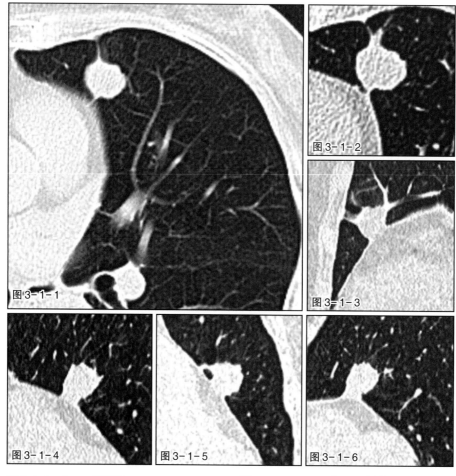

图3-1-1　5 mm横断位　　　　图3-1-2　1 mm薄层重建横断位

图3-1-3　1 mm薄层重建矢状位　　图3-1-4　1 mm薄层重建冠状位

图3-1-5　1 mm薄层重建多角度　　图3-1-6　1 mm薄层重建多角度

影像诊断：浸润性腺癌

术后病理：浸润性腺癌

点评：软组织密度的实性小结节，影像学表现典型。瘤—肺界面清晰，分叶、棘样突起、毛刺以及胸膜的改变。多角度显示血管与瘤体相连。IAC诊断成立。

2. 女性,71岁,体检。

所见：右肺下叶前基底段欠规则的亚实性结节影，横断位最大径线21.0 mm，CT平均值为-197 HU。

瘤体内部：密度不均，内见条索状高密度影、点状低密度影，并可见欠规则实性成分影。

瘤—肺界面：结节边缘清晰，边缘可见深分叶、毛刺。

血管征象：见血管与结节相连，且血管进入结节内明显增粗。

胸膜征象：周围胸膜牵拉征象。

影像诊断：浸润性腺癌

术后病理：浸润性腺癌

点评：本例亚实性结节影像学上属于典型的浸润性腺癌表现，非常清晰的瘤—肺界面，不会考虑炎症。肿瘤内部密度不均，明显的实性成分、深分叶及毛刺，再加上血管改变，IAC诊断成立。

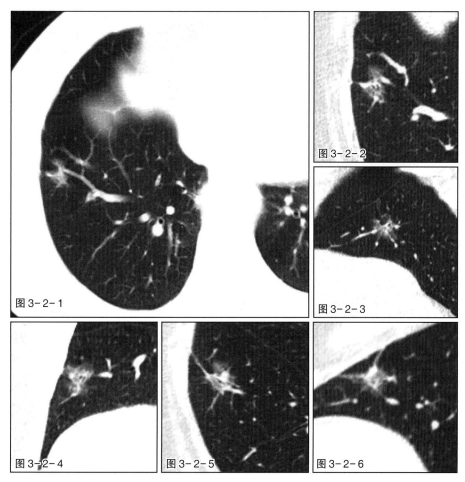

图3-2-1　5 mm横断位　　　　　图3-2-2　1 mm薄层重建横断位
图3-2-3　1 mm薄层重建矢状位　　图3-2-4　1 mm薄层重建冠状位
图3-2-5　1 mm薄层重建多角度　　图3-2-6　1 mm薄层重建多角度

3. 男性,61岁,体检。

所见:右肺上叶尖段见椭圆形实性结节影,有深分叶,横断位最大径线21.0 mm,CT平均值为30 HU。

瘤体内部:密度均匀,为软组织密度影。

瘤—肺界面:结节边缘清晰,见分叶、毛刺。

血管征象:见血管与结节相连。

胸膜征象:胸膜牵拉。

影像诊断:浸润性腺癌

术后病理:浸润性腺癌

点评:本例磨玻璃结节影像学上基本属于典型的浸润性表现。浸润性腺癌通常表现为实体性肿瘤,本例瘤体完全呈一个实性的软组织密度的结节,有深分叶、毛刺,并有周围胸膜牵拉征象,瘤体与血管相连。故考虑为IAC。

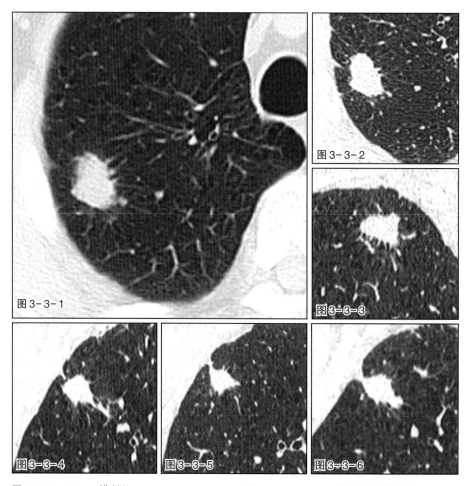

图3-3-1　5 mm横断位　　　　　图3-3-2　1 mm薄层重建横断位

图3-3-3　1 mm薄层重建矢状位　　图3-3-4　1 mm薄层重建冠状位

图3-3-5　1 mm薄层重建多角度　　图3-3-6　1 mm薄层重建多角度

4.男性,47岁,体检。

所见:右肺上叶前段实性结节,形态欠规则,有深分叶,横断位最大径线28.0 mm,CT平均值为36 HU。

瘤体内部:软组织密度伴点状低密度影。

瘤—肺界面:结节边缘清晰。瘤体周围伴磨玻璃影,肺气肿征象。

血管征象:细小血管支与结节相连。

胸膜征象:部分瘤体的边缘紧贴纵隔胸膜,部分层面见胸膜牵拉征象。

影像诊断:浸润性腺癌

术后病理:浸润性腺癌

点评:实性结节影像学上基本属于典型的浸润性表现。浸润性腺癌通常表现为实体性肿瘤,但也可以为部分实性。本例右肺上叶瘤体≤30 mm,实性直径>20 mm,瘤体完全呈一个实性的软组织密度的结节,有深分叶,瘤体周围局限性肺气肿改变,伴点状及片状混杂密度的磨玻璃影,多角度显示瘤体与血管相连。故考虑为IAC。

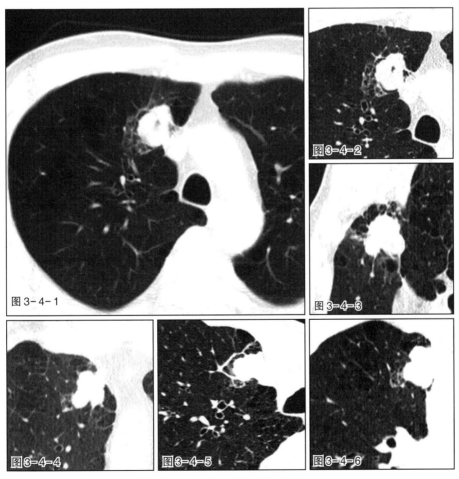

图3-4-1　5 mm横断位　　　　　图3-4-2　1 mm薄层重建横断位
图3-4-3　1 mm薄层重建矢状位　　图3-4-4　1 mm薄层重建冠状位
图3-4-5　1 mm薄层重建多角度　　图3-4-6　1 mm薄层重建多角度

5. 女性,57岁,体检。

所见:右肺下叶外侧基底段混合磨玻璃结节影,最大径线约29.0 mm,CT平均值为−365 HU。

瘤体内部:密度不均,见点状高密度影及条状高密度影。

瘤—肺界面:瘤体边缘见分叶、长毛刺,结节边缘较清晰。

血管征象:见血管与结节相连,以横断位明显,且见血管进入结节内局部增粗。

影像诊断:右肺下叶混合磨玻璃结节影,浸润性肿瘤。

术后病理:浸润性腺癌(腺泡型65%,贴壁型20%,乳头型10%,微乳头型5%)

点评:本例混磨结节形态不规则,瘤体的CT值与微浸润肿瘤相似,内部实性成分占比也不高,瘤—肺界面的清晰可排除炎性病变,但瘤体较大约17.0 mm×30.0 mm,瘤体边缘深分叶及毛刺征象明显,血管征象明确,诊断更偏向于IAC。IAC病理上有以贴壁状生长为主、以腺泡性为主、以乳头状为主、以微乳头状为主。微乳头状为主的浸润性腺癌具有较强的侵袭性,易发生早期转移,预后较差。

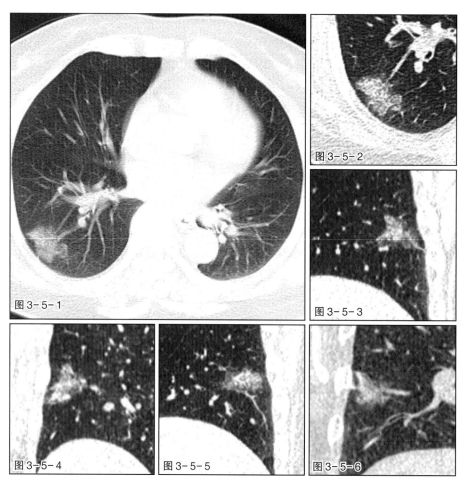

图3-5-1　5 mm横断位　　　　　图3-5-2　1 mm薄层重建横断位

图3-5-3　1 mm薄层重建矢状位　　图3-5-4　1 mm薄层重建冠状位

图3-5-5　1 mm薄层重建多角度　　图3-5-6　1 mm薄层重建多角度

6. 女性,49岁,体检。

所见:左肺上叶上舌段类圆形磨玻璃结节,横断位最大径线19.0 mm,CT平均值为−593 HU。

瘤体内部:密度比较均匀,除去血管未见明显的实性成分,其内见"支气管充气征"。

瘤—肺界面:结节边缘清晰,有浅分叶。

血管征象:见血管与结节相连并进入。

影像诊断:左肺上叶上舌段类圆形磨玻璃结节,考虑浸润性肿瘤。

术后病理:浸润性腺癌

点评:本例磨玻璃结节影像特殊,浸润性腺癌以实性结节多见,其次表现为亚实性结节,通常在亚实性结节中,实性占比也较高,纯磨结节则很少见,本例结节按结节的定义可划归为纯磨结节。19 mm的直径,可以不予考虑AAH。较大的直径及血管分支的进入,将其病理从AIS升级为MIA也未尝不可。继续升级病理至浸润性腺癌则需要更多的征象。通过薄层多角度重建,结节存在"双重血供",相对较粗的肺静脉构成结节内侧边,形象的称为肺静脉长出的结节,该支血管壁的结节侧模糊、毛糙。此外还见到随小支气管伴行进入结节中部的肺动脉支,其进入结节后形态极不自然。术后病理证实了影像的判断。

本例特点:纯磨结节,也可能是IAC。

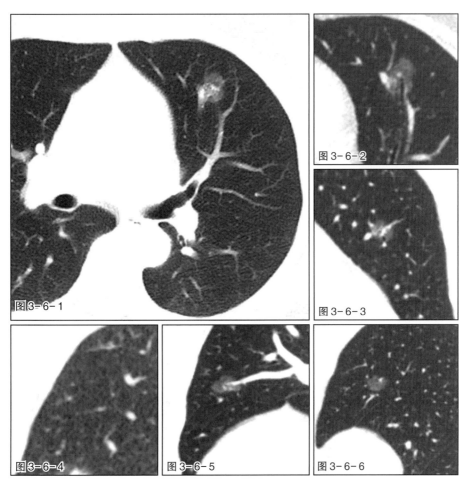

图3-6-1　5 mm横断位　　　　　图3-6-2　1 mm薄层重建横断位
图3-6-3　1 mm薄层重建矢状位　　图3-6-4　1 mm薄层重建冠状位
图3-6-5　1 mm薄层重建多角度　　图3-6-6　1 mm薄层重建多角度

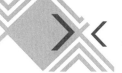

7. 男性,56岁,体检。

所见:右肺下叶混合磨玻璃结节,横断位最大径线20.0 mm×27.0 mm,CT平均值为−519 HU。

瘤体内部:密度不均,见多个点状低密度影、点状高密度影及条状高密度影。

瘤—肺界面:结节边缘清晰,有深分叶。

血管征象:见血管与结节相连,且见血管进入结节内局部增粗。

胸膜征象:结节发出条索影至侧胸壁,局部胸膜牵拉不明显。

影像诊断:右肺下叶混合磨玻璃结节,考虑浸润性腺癌。

术后病理:浸润性腺癌

点评:本例磨玻璃结节影像学特点,清晰的边缘可排除炎症,径线太大,已接近肿块的直径,CT平均值虽似AIS,也基本不考虑该诊断。是浸润还是微浸润,从影像上诊断是有难度的,前者的话结节内的实性不够,后者的话结节的分叶太深,类似结节长出结节。结节的血管改变二者皆可。以径线偏大及深分叶而首先考虑IAC。

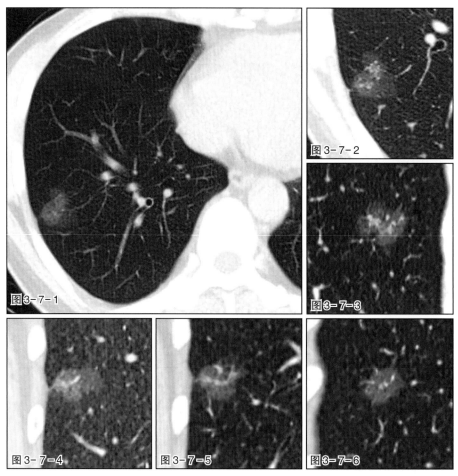

图3-7-1　5 mm横断位　　　　图3-7-2　1 mm薄层重建横断位

图3-7-3　1 mm薄层重建矢状位　　图3-7-4　1 mm薄层重建冠状位

图3-7-5　1 mm薄层重建多角度　　图3-7-6　1 mm薄层重建多角度

8. 女性,51岁,体检。

所见:右肺上叶见不规则混合磨玻璃结节,边缘可见分叶,横断位最大径线28.0 mm×28.0 mm,CT平均值为−342 HU。

瘤体内部:密度不均,可见支气管充气征、截断征,不规则的实性条索影。

瘤—肺界面:结节边缘清晰,有深分叶,长、短毛刺。

血管征象:见血管与结节相连并进入,且血管进入结节内明显增粗。

胸膜征象:脏层胸膜及叶间裂胸膜牵拉移位改变。

影像诊断:浸润性腺癌

术后病理:浸润性腺癌

点评:本例混合磨玻璃结节影像学上属于典型的浸润性腺癌表现,肿瘤内部密度不均,中心见实性密度影及支气管影,范围较广,边缘磨玻璃成分呈分叶状,并可见叶间裂及胸膜牵拉,周围血管进入且明显增粗,考虑IAC。

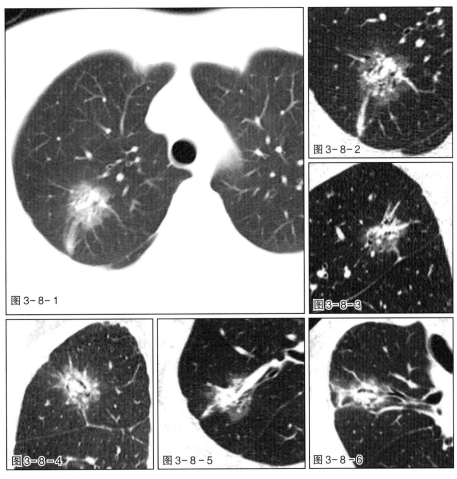

图3-8-1　5 mm横断位　　　　图3-8-2　1 mm薄层重建横断位
图3-8-3　1 mm薄层重建矢状位　　图3-8-4　1 mm薄层重建冠状位
图3-8-5　1 mm薄层重建多角度　　图3-8-6　1 mm薄层重建多角度

9. 女性,46岁,体检。

所见：右肺中叶长圆形混合磨玻璃结节,横断位最大径线 12.0 mm × 7.0 mm,CT平均值为−512 HU。

瘤体内部：密度欠均,点状低密度影、点状及条状稍高密度影,血管影未被遮盖。

瘤—肺界面：结节边缘清晰,有浅分叶。

血管征象：多支血管与结节相连,部分血管进入结节内局部增粗呈点状结节。

影像诊断：微浸润性腺癌

术后病理：浸润性腺癌

点评：本例磨玻璃结节影像学更接近MIA。浸润性腺癌也可见于部分实性结节,但其实性成分或表现为高或表现为占比多。本例结节内实性成分位于结节后部,占比不大,实性部CT值约为−416 HU,也不高,所以二者均不符合。多角度显示结节与血管相连,局部进入结节处增粗也是MIA的常见血管征象,浸润性腺癌多见的毛刺征象也没有,虽术后病理为浸润性腺癌,但从影像上诊断浸润性腺癌的证据还是不足。

本例提示：影像诊断虽在不断努力追求以符合病理,但现有的技术还是难以完全做到,事实上早期肿瘤从组织学角度也已经告诉我们,其内部区域病理进程并不完全一致,对应的影像也必然出现差异。

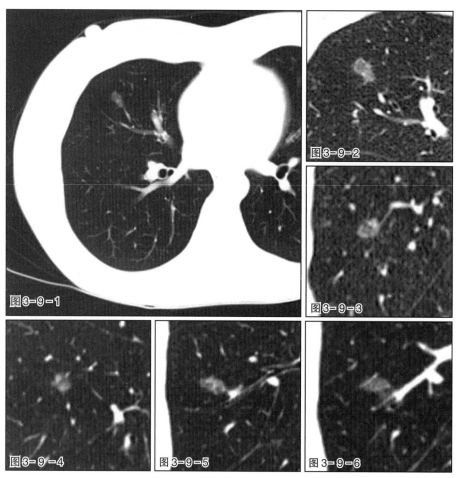

图3-9-1　5 mm横断位　　　　　　　图3-9-2　1 mm薄层重建横断位
图3-9-3　1 mm薄层重建矢状位　　　图3-9-4　1 mm薄层重建冠状位
图3-9-5　1 mm薄层重建多角度　　　图3-9-6　1 mm薄层重建多角度

第四节　囊腔型肺癌

囊腔型肺癌,既往对此认识不足,相关报道也不多。囊腔的传统定义,肺部原有腔隙的病理扩大,可含气体或液体,薄壁(1 mm),界清。实践工作中囊腔的表现比较纷杂,有单囊、多囊。单囊里如典型的肺大泡、薄壁、有张力、多位于胸膜下,这样的病灶诊断不难,但对发生在肺野里的单囊病灶过去重视不够,这类的单囊表现也多样,可能表现薄壁,但壁厚薄又不均,或者壁外有结节。多囊的病灶又与传统描述里的支气管扩张改变重叠,如"蜂窝状"透亮区。临床工作中,囊腔类病灶时有遇见,既往由于经验不足,多发生误诊。随着经验的积累,这类病理为肺癌的囊腔型病灶还是有较明确的影像特征,早期诊断符合率也在不断地提高。影像分析中的重点从以下几方面关注:(1)囊腔的部位及形态;(2)囊壁的厚薄;(3)壁内外的征象。

1. 男,53岁,体检。

所见:左肺下叶约20.0 mm×15.0 mm囊腔灶,内见大小不等的多发囊腔呈"蜂窝"状改变,囊腔灶内囊壁厚薄不均,部分囊壁增厚呈实性密度并有结节感,横断位部分囊腔呈磨玻璃密度,囊腔灶

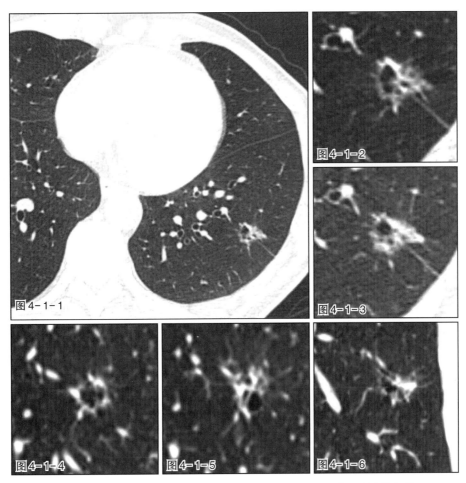

图4-1-1　5 mm横断位　　　　　图4-1-2　1 mm薄层重建横断位
图4-1-3　1 mm薄层重建横断位　　图4-1-4　1 mm薄层重建横断位
图4-1-5　1 mm薄层重建矢状位　　图4-1-6　1 mm薄层重建冠状位

的肺缘境界清楚,有分叶、少许长毛刺。

影像诊断:左肺下叶支气管扩张合并感染

术后病理:浸润性腺癌

点评:左肺下叶多囊性病灶,既往对此类病变认识不足,导致误诊为支气管扩张感染。回顾性分析,本例仍属典型的囊腔型肺癌(多囊腔型)。囊腔型肺癌的表现:囊腔不规则,囊壁厚薄不均,囊壁结节,分叶、毛刺、胸膜牵拉均有。

2. 48岁,男性,体检。无肺部症状。

所见:右下叶背段不规则囊腔灶,横断位病灶最大径线约13.0 mm×9.0 mm。囊壁厚薄不均,薄处约1 mm,厚处近5 mm,内外壁均不光整,有棘样突起,同时见血管通向腔壁。囊腔灶紧贴斜裂胸膜,局部胸膜牵拉移位。

影像诊断:囊腔型肺癌

术后病理:肺腺癌

点评:本例囊腔型肺癌的CT表现很典型,厚薄不均的囊壁且囊壁内外不光整是囊腔型肺癌诊断的基本要素,血管进入腔壁的表现更增加了诊断肺癌的证据,另外仔细观察囊腔可体会到囊腔的张力有别于肺大泡。所以本例不会考虑肺大泡感染。

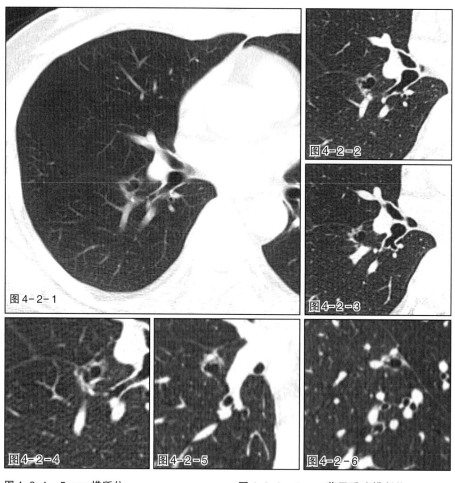

图4-2-1 5 mm横断位   图4-2-2 1 mm薄层重建横断位
图4-2-3 1 mm薄层重建横断位   图4-2-4 1 mm薄层重建横断位
图4-2-5 1 mm薄层重建冠状位   图4-2-6 1 mm薄层重建矢状位

本例特点：单囊，厚薄不均的实性为主的囊壁。

3. 男性，43岁，体检。无肺部症状。

所见：左肺下叶后基底段不规则囊腔灶，横断位病灶最大径线约18.0 mm×16.0 mm，囊腔最大径线约16.0 mm，囊壁厚薄不均，薄处约1 mm，厚处近5 mm，内外壁均不光整，有棘样突起，同时见血管通向腔壁。腔壁有结节样改变。

影像诊断：囊腔型肺癌

术后病理：微浸润腺癌

点评：本例囊腔型肺癌的CT表现为不规则的囊腔，囊壁厚薄不均，但囊腔壁的密度不高，主要呈磨玻璃密度，在不同角度重建的图像上可看到囊壁或呈磨玻璃结节或呈磨玻璃密度的厚壁，这也是本例的特殊之处，腔壁呈磨玻璃密度而不是常见的实性密度，从术后的病理结果反思图像的改变可以给出提示，磨玻璃密度的腔壁其肿瘤侵犯程度要好于实性的腔壁，厚薄不均的囊壁，囊壁内外不光整等囊腔型肺癌基本要素同样具备，仔细观察囊腔可体会到囊腔的张力有别于肺大泡。所以本例不会考虑肺大泡感染。

本例特点：单囊，腔外磨玻璃结节。

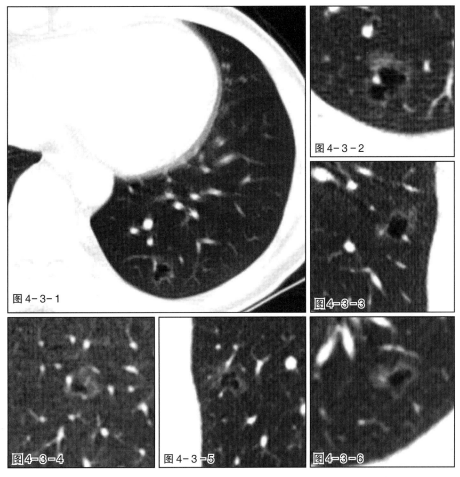

图4-3-1　5 mm横断位　　　　　　图4-3-2　1 mm薄层重建横断位
图4-3-3　1 mm薄层重建矢状位　　图4-3-4　1 mm薄层重建冠状位
图4-3-5　1 mm薄层重建多角度　　图4-3-6　1 mm薄层重建多角度

4. 女性,53岁,体检。无肺部症状。

所见:右下肺外基底段不规则囊腔灶,横断位病灶最大径线约9.4 mm×9.2 mm。大部分囊壁为薄壁,约1 mm,局部的腔壁(囊腔上部)呈结节状外突,即壁外结节,内腔较圆,内壁尚光整,外壁有条索影相连,同时见血管进入腔壁呈结节样增粗。

影像诊断:囊腔型肺癌

术后病理:肺腺癌

点评:本例囊腔型肺癌的CT特点主要是薄壁,相对较规则的囊腔及囊腔壁上外突的结节,除去结节处的囊腔壁,其余的壁都呈薄壁,但仔细观察薄壁,其实壁的厚度及密度还是有区别的(如横断位薄层图像的内壁与前壁差距),所以本例仍具有囊壁厚薄不均以及囊壁结节的特点(壁外结节),血管进入腔壁增粗表现突出,囊腔的张力还是存在的,有别于一般的囊腔型肺癌。

本例特点:薄壁单囊,壁内光整、壁外结节。

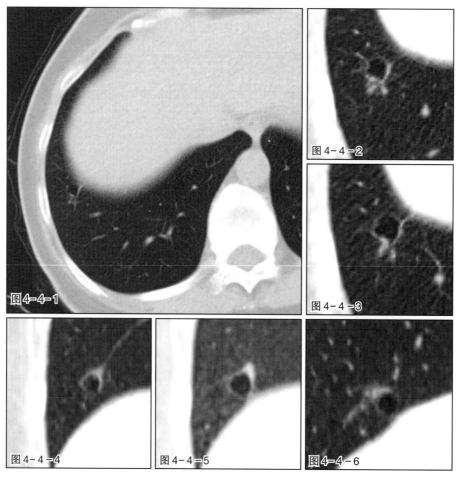

图4-4-1　5 mm横断位　　　　　图4-4-2　1 mm薄层重建横断位

图4-4-3　1 mm薄层重建横断位　　图4-4-4　1 mm薄层重建冠状位

图4-4-5　1 mm薄层重建冠状位　　图4-4-6　1 mm薄层重建矢状位

5. 男性,55岁,体检。

所见:右上肺前段不规则囊腔灶,横断位病灶最大径线约11.0 mm×6.0 mm。囊壁厚薄不均,薄处约1 mm,厚处近5 mm,内外壁均不光整,有棘样突起,同时见血管通向腔壁。

影像诊断:囊腔型肺癌

术后病理:肺腺癌

点评:本例囊腔型肺癌的CT表现很典型,厚薄不均的囊壁且囊壁内外不光整是囊腔型肺癌诊断的基本要素,血管进入腔壁的表现更增加了诊断肺癌的证据,另外仔细观察囊腔可体会到囊腔的张力有别于肺大泡。所以本例不会考虑肺大泡感染。

本例特点:单囊,壁厚薄不均,壁外结节。

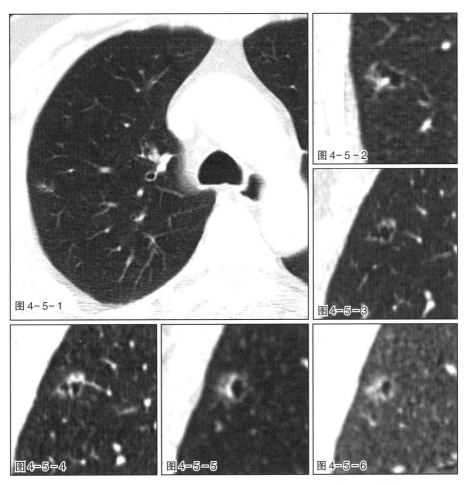

图4-5-1　5 mm横断位　　　　　　图4-5-2　1 mm薄层重建横断位

图4-5-3　1 mm薄层重建矢状位　　图4-5-4　1 mm薄层重建矢状位

图4-5-5　1 mm薄层重建冠状位　　图4-5-6　1 mm薄层重建冠状位

6. 男性,60岁,体检。间断咳嗽,无痰,无发热。

所见:右肺尖段约35 mm不规则的多囊病灶,囊腔壁厚薄不均,部分内壁光整,部分内壁不光整,病灶整体有分叶、毛刺,邻近的脏层胸膜有牵拉。

影像诊断:右上肺多发囊腔型病变,囊腔型肺癌?肺大泡感染?

术后病理:肺腺癌

点评:本例CT上呈现为一个多囊病灶,其分叶、毛刺、胸膜牵拉均有,聚集的多个小囊腔极不规则,表现为囊壁厚薄不均,囊腔的密度也明显不一,由于病灶位于肺尖胸膜下,这个部位也是肺大泡

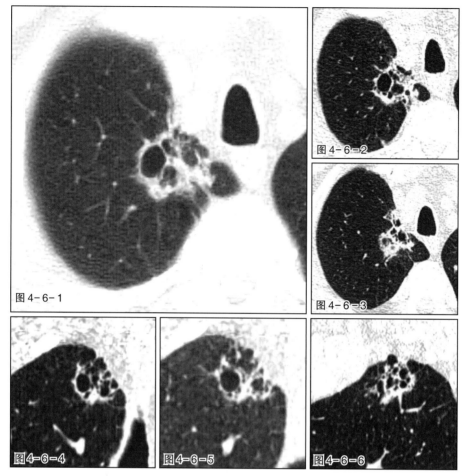

图4-6-1　5 mm横断位　　　　　　　　图4-6-2　1 mm薄层重建横断位
图4-6-3　1 mm薄层重建横断位　　　　图4-6-4　1 mm薄层重建冠状位
图4-6-5　1 mm薄层重建冠状位　　　　图4-6-6　1 mm薄层重建矢状位

的好发部位,因此诊断上首先要排除肺大泡的感染。与既往的老片对比或通过短期的抗炎治疗均可帮助排除炎症。临床上肺大泡出现这样的感染并不多见。

7. 男性,58岁,体检。

所见:左肺下叶背段约7.0 mm×5.0 mm囊腔灶,内见大小不等的多发囊腔呈"蜂窝"状改变,囊腔灶内囊壁厚薄不均,部分囊壁增厚呈实性密度并有结节感,横断位部分囊腔呈磨玻璃密度,囊腔灶前缘紧贴斜裂,斜裂局部略有牵拉移位,囊腔灶的肺缘境界清楚,有分叶、少许长毛刺。

影像诊断:左肺下叶支气管扩张合并感染

术后病理:浸润性腺癌

点评:2016年因囊腔内实性成分增多,有明显的壁结节手术迹象。左肺下叶背段的多囊性病灶,因当时对此类病变认识不足,导致误诊为支气管扩张感染。回顾性分析,本例仍属典型的囊腔型肺癌(多囊腔型)。囊腔型肺癌的表现:囊腔不规则,囊壁厚薄不均,囊壁结节,分叶、毛刺、胸膜牵拉均有。

2015年CT图像:

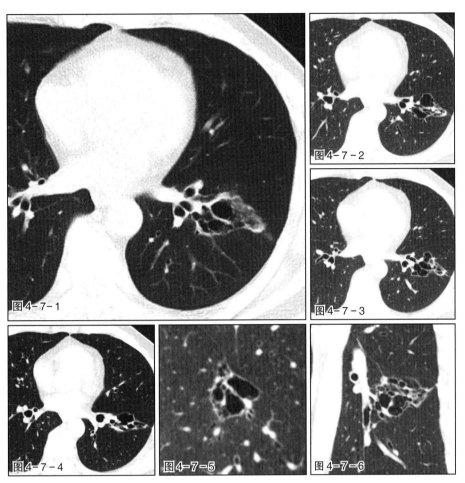

图4-7-1　5 mm横断位　　　　　　　　图4-7-2　1 mm薄层重建横断位

图4-7-3　1 mm薄层重建横断位　　　　图4-7-4　1 mm薄层重建横断位

图4-7-5　1 mm薄层重建矢状位　　　　图4-7-6　1 mm薄层重建冠状位

8. 男性,60岁,体检。无肺部症状。

所见:右下叶背段不规则囊腔灶,横断位病灶最大径线约10.5 mm×16.5 mm。囊壁厚薄不均,薄处约1 mm,厚处近4 mm,内外壁均不光整,有棘样突起,腔壁部分呈结节样改变,同时见血管通向腔壁。

影像诊断:囊腔型肺癌

术后病理:肺腺癌

点评:本例囊腔型肺癌的CT表现很典型,由于横断位图像囊腔的前壁似为血管构成,所以本例的关键点就在于判断是否有完整的囊腔壁,通过不同角度的薄层重建,清晰显示出完整的囊腔。根据囊腔型肺癌的特点如厚薄不均的囊壁且囊壁内外不光整,囊壁结节样改变、血管进入腔壁更增加了诊断肺癌的证据,另外仔细观察囊腔可体会到囊腔的张力有别于肺大泡。因此本例不考虑肺大泡感染。

本例特点:单囊,厚薄不均实性为主的囊壁。

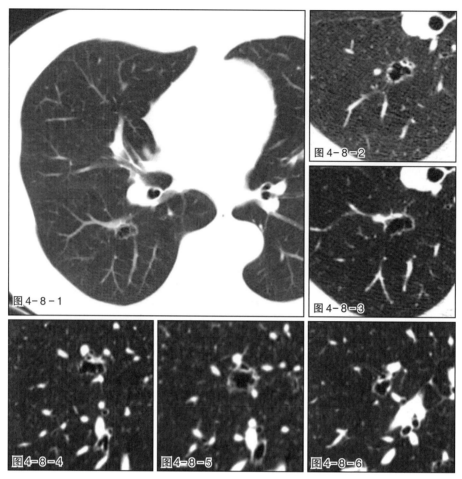

图4-8-1　5 mm横断位　　　　　　　　图4-8-2　1 mm薄层重建横断位

图4-8-3　1 mm薄层重建横断位　　　　图4-8-4　1 mm薄层重建冠状位

图4-8-5　1 mm薄层重建冠状位　　　　图4-8-6　1 mm薄层重建矢状位

9. 男性,52岁,体检。无肺部症状。

所见:右肺中叶见22 mm的近纯磨密度的结节影,形态近椭圆形,内见多个空腔影,横断位最大径线13.5 mm×22.0 mm,CT平均值为−716 HU。

血管征象:见血管与结节相连,以矢状位和冠状位明显,且见血管进入结节内局部增粗。

影像诊断:右肺中叶磨玻璃结节影,考虑囊腔型肺癌。

术后病理:微浸润腺癌

点评:本例病变影像学有点特殊,是认作磨玻璃结节灶还是认作多囊型的囊腔型病变。空泡形成的病理基础:(1)未被肿瘤组织占据的含气肺泡腔;(2)融合、破坏与扩大的肺泡腔。按此理解该病灶内的多发囊腔或可判断为空泡征,但在定义空泡征上又有直径<5 mm的提法,本例内部的空腔大小不等,大者明显超过5 mm,我们暂且将其划归特殊的囊腔型病变。纯磨基础上的空泡征+囊腔或大小囊腔+磨玻璃。这样的病变显然要与支气管扩张感染及肺大泡感染相鉴别,本例病灶囊腔型肺癌的特点如壁厚薄不均、密度不均、内外壁不光整、壁外结节及壁上血管征象都具备,因此从影像上鉴别诊断并不困难。

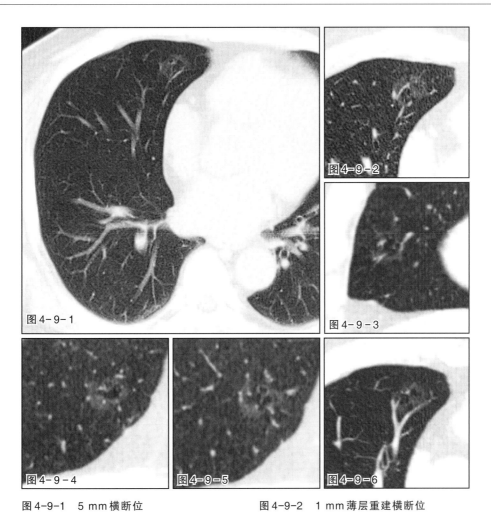

图 4-9-1

图 4-9-2

图 4-9-3

图 4-9-4

图 4-9-5

图 4-9-6

图 4-9-1　5 mm横断位　　　　　　　图 4-9-2　1 mm薄层重建横断位

图 4-9-3　1 mm薄层重建矢状位　　　图 4-9-4　1 mm薄层重建冠状位

图 4-9-5　1 mm薄层重建多角度　　　图 4-9-6　1 mm薄层重建多角度

第五节　磨玻璃结节

总体来说磨玻璃结节发展的速度缓慢,或者说是惰性发展,特别是在AAH及AIS阶段其生长的速度大多缓慢,甚至几年变化不大,但不可否认也有少数的磨玻璃结节其生长的速度不是很慢。因此,对于初次发现的磨玻璃结节3～6个月的复查还是必要的,最长的复查时间是一年。

临床上观察磨玻璃结节的变化(随访)常用两个相对客观的指标:(1)直径;(2)CT值。举4个实例进行说明。

1. 男性,33岁,体检。无呼吸系统症状。

所见:右下叶背段纯磨玻璃小结节。

点评:4年的时间,直径逐年在增大,最大直径从最初发现的5.5 mm到4年后的8 mm,每年直径的增加不到1 mm,CT值4年变化并不明显,中间2年的少许差异可认为是测量的误差所致。因此该例符合缓慢生长。

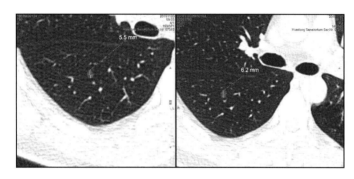

图5-1-1　2015年(左图)、2016年(右图)CT横断位图,显示结节直径分别为5.5 mm、6.2 mm

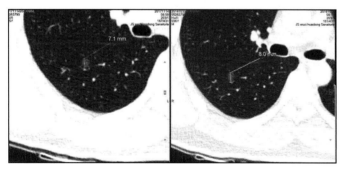

图5-1-2　2017年(左图)、2018年(右图)CT横断位图,显示结节直径分别为7.1 mm、8.0 mm

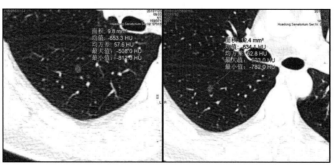

图5-1-3　2015年(左图)、2016年(右图)横断位图,显示结节CT值分别为−653 HU、−634 HU

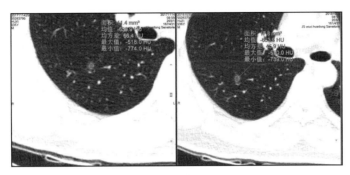

图5-1-4　2017年(左图)、2018年(右图)横断位图,显示结节CT值分别为-639 HU、-653 HU

2. 男性,58岁,体检。无呼吸系统症状。

所见:左上叶前段纵隔旁磨玻璃结节。

点评:3年的时间直径未见增大或者略缩小,CT值也无明显变化。因此该例符合稳定无变化。

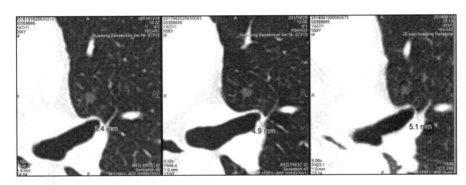

图5-2-1　2016年、2017年、2018年(左、中、右)5 mm横断位图,结节直径分别为5.4 mm、4.9 mm、5.1 mm

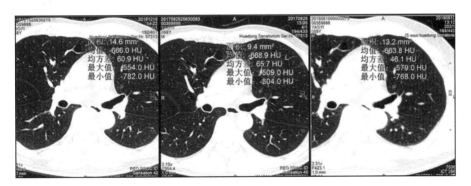

图5-2-2　2016年、2017年、2018年(左、中、右)5 mm横断位图,结节CT值分别为-666 HU、-668 HU、-663 HU

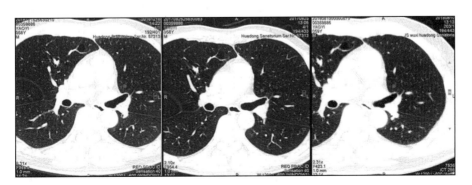

图5-2-3　2016年、2017年、2018年(左、中、右)1 mm薄层重建横断位

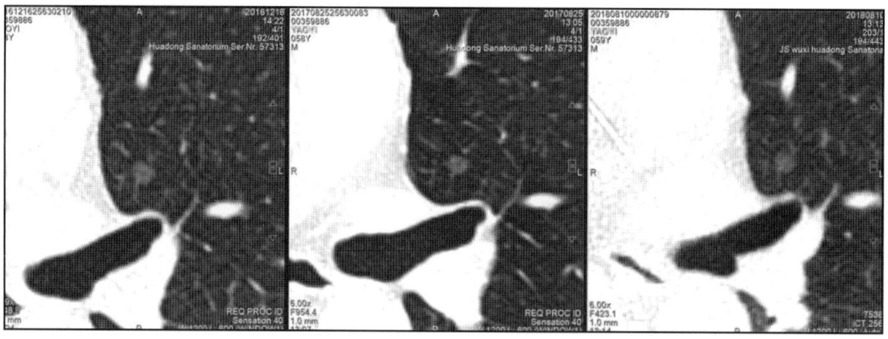

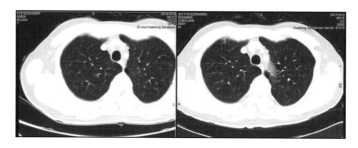

图5-2-4　2016年、2017年、2018年（左、中、右）1 mm薄层重建横断位

3. 男性,55岁,体检。

所见：2017年CT片右上肺前胸膜下约9 mm混磨密度的类圆形小结节,CT值为−520 HU,前缘紧贴脏层胸膜,有浅分叶,瘤—肺界面清晰,内部见点状高密度结节并见血管进入结节。2016年CT片5 mm横断位基本看不到该病灶,1 mm横断位可见约5 mm纯磨玻璃结节,内部点状高密度影（结合矢状位）为血管断面影。

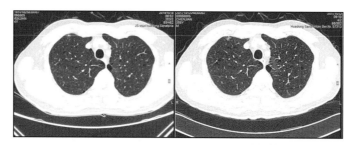

图5-3-1　2016.10（左图）、2017.10（右图）5 mm横断位

图5-3-2　2016.10（左图）、2017.10（右图）1 mm薄层重建横断位

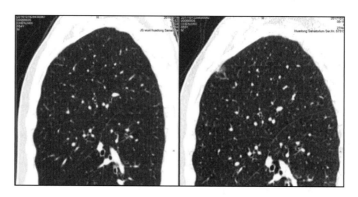

图5-3-3　2016.10（左图）、2017.10（右图）1 mm薄层重建矢状位

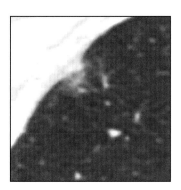 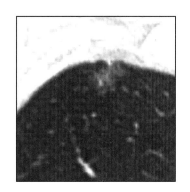

图5-3-4 2017.10,1 mm薄层重建矢状位　　图5-3-5 2017.10,1 mm薄层重建矢状位

术后病理：微浸润腺癌。

点评：1年的时间磨玻璃结节从纯磨发展为混磨，直径从5 mm变为9 mm，密度及直径的变化表明结节的生长速度较快。以此提示，磨玻璃结节的生长速度并不总是惰性生长，即使纯磨结节也有可能有较快的生长速度，在没有复查对比的情况下，勿轻下其生长速度的定论。

4. 男性，54岁，体检。无呼吸系统症状。

点评：右上肺同时发现2个磨玻璃结节，在3年的时间里一个没有明显变化，另外一个明显增大，同时重建冠状位图还显示血管的变化，2016年右上肺静脉隐约进入磨玻璃结节，3年后显示肺静脉清晰进入磨玻璃结节呈点状高密度。

本例提示：（1）同一个体，原本相似的磨玻璃结节随时间的变化其生长的速度也并不一致；（2）再仔细甄别，3年中变化不明显的结节没有明显的血管相连，而明显增大的结节有一支非常明显的血管相连。提示我们有血管相连的结节生长速度快于无血管相连的结节，分析判断结节时需重视结节与血管的关系。

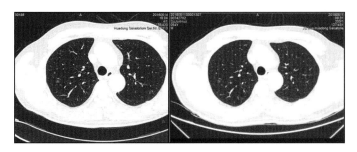

图5-4-1 2016.05（左图）和2019.05（右图）1 mm横断位图，右上肺后段约5 mm磨玻璃结节，直径（约5 mm）及密度（CT平均值分别为−583 HU、−571 HU）无明显变化

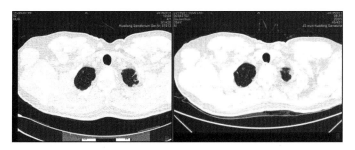

图5-4-2 2016.05（左图）和2019.05（右图）1 mm横断位图，右肺尖磨玻璃结节，直径（4 mm、5.3 mm）增长，密度（CT平均值分别为−540 HU、−532 HU）变化不大

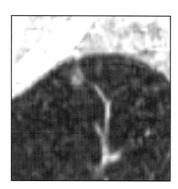 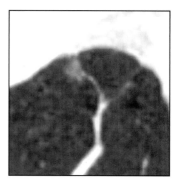

图 5-4-3 2016年,1 mm薄层重建矢状位　　图 5-4-4 2019年,1 mm薄层重建矢状位

5. 男性,59岁,体检。无肺部症状。

所见:2016年的横断面最大径线10.9 mm×11.3 mm,其壁厚薄不均,最薄处约1.0 mm,最厚处达到约3.3 mm。最大腔径线9.5 mm。

2017年的横断面最大径线10.4 mm×15.7 mm,其壁厚薄不均,最薄处约1.8 mm,最厚处达到约4.8 mm。最大腔径线11.7 mm。

影像诊断:囊腔型肺癌

术后病理:肺腺癌

点评:本例囊腔型肺癌的CT表现很典型,囊腔型肺癌的特点如厚薄不均的囊壁且囊壁内外不光整、囊壁结节样改变、血管进入腔壁等征象均存在。通过本例可以给出如下启示:观察囊腔型肺癌的发展变化,一是观察囊壁变化,厚薄不均及囊壁结节更明显;二是观察囊腔大小的变化,腔径常常增大。

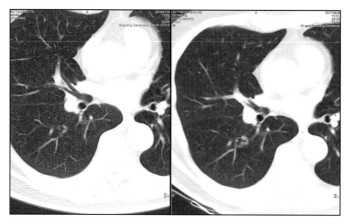

图 5-5-1 2016年和2017年5 mm横断位

6. 男性,58岁,体检。

所见:2015年,左肺下叶背段不规则的囊腔灶,囊内多个空腔影,大小形状各异,呈蜂窝状改变,囊壁厚薄不等,以薄壁为主,局部囊壁有增厚,呈实性密度,并有结节感,囊腔灶与邻近肺野境界清晰,斜裂无明显牵拉移位。1年后CT片左肺下叶背段不规则的囊腔灶大小及形状变化不大,但其壁及内部囊腔有明显变化,表现为原有的实性腔壁增厚,出现明显壁结节。

影像诊断：囊腔型肺癌

术后病理：肺腺癌

点评：由于经验不足，根据第1年CT片误判为支气管扩张感染，回顾性分析本例在第1年CT片上已是典型多囊腔型肺癌表现，即囊壁的实性成分，第2年CT片表现则更加典型，即实性成分的增加、壁结节的出现以及囊腔的变化。

通过本例有如下启示：观察囊腔型肺癌的发展变化，一是观察囊壁变化，厚薄不均及囊壁结节；二是观察囊腔大小的变化，腔径常常改变；三是表现为多囊腔型的肺癌，其变化速度还是较快的。因此，临床上对于多囊腔型病灶，如不能排除肺癌，应复查追踪，复查的时间可考虑3个月、6个月，以免延误诊断。

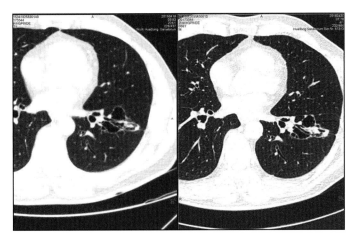

图5-6-1　2015.04（左图）、2016.04（右图）1 mm薄层横断位

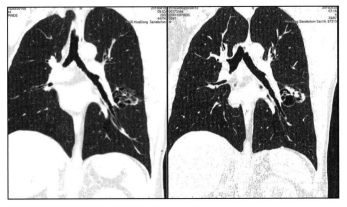

图5-6-2　2015.04（左图）、2016.04（右图）1 mm薄层冠状位

第六节　青年型肺癌

随着胸部低剂量CT筛查的普及,肺部肿瘤的检出年龄也越来越年轻,传统的思维认为鉴别诊断中,年轻患者基本不考虑肿瘤,这样的观念需要转变。这节病例最大年龄只有30岁,按照磨玻璃结节的常见病程,推测起始发病的年龄有可能在20岁左右,恶性程度也不尽相同。

1. 女性,26岁,体检。

所见:左肺上叶尖后段见长圆形磨玻璃结节,最大径线约11.0 mm,CT平均值为-562 HU。

瘤体内部:密度不均,见多个点状低密度影、点状及条状稍高密度影。

瘤—肺界面:结节边缘清晰,瘤体前缘见脐样凹陷。

血管征象:细小血管支与结节相连。

影像诊断:左肺上叶磨玻璃结节 AIS 可能大,不排除 MIA。

术后病理:微浸润性腺癌

点评:本例小结节紧邻前胸壁第1前肋处,5 mm的CT横断位图上,由于第1前肋钙化常不对

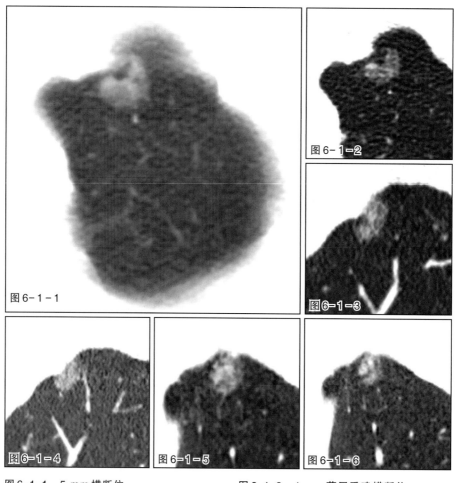

图6-1-1

图6-1-2

图6-1-3

图6-1-4　　　　图6-1-5　　　　图6-1-6

图6-1-1　5 mm横断位　　　　　　　图6-1-2　1 mm薄层重建横断位
图6-1-3　1 mm薄层重建矢状位　　　图6-1-4　1 mm薄层重建冠状位
图6-1-5　1 mm薄层重建多角度　　　图6-1-6　1 mm薄层重建多角度

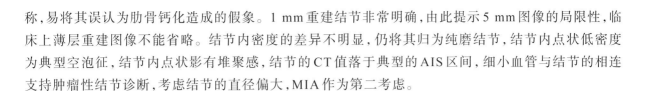

称,易将其误认为肋骨钙化造成的假象。1 mm重建结节非常明确,由此提示5 mm图像的局限性,临床上薄层重建图像不能省略。结节内密度的差异不明显,仍将其归为纯磨结节,结节内点状低密度为典型空泡征,结节内点状影有堆聚感,结节的CT值落于典型的AIS区间,细小血管与结节的相连支持肿瘤性结节诊断,考虑结节的直径偏大,MIA作为第二考虑。

2. 女性,27岁,体检。

所见:右肺上叶尖段类圆形磨玻璃结节影,横断位最大径线13.2 mm×12.9 mm,CT平均值为−677 HU。

瘤体内部:密度均匀,见条血管影。

瘤—肺界面:结节边缘清晰,有浅分叶。

血管征象:多支血管穿行结节,未发出分支供应结节。

影像诊断:原位腺癌

术后病理:原位腺癌

点评:本例为典型的纯磨结节,清晰的结节边缘、明显分开的瘤—肺界面是排除炎症的重要征象,诊断主要是AAH和AIS的鉴别。结节的密度均匀、偏低,CT值为−677 HU落于AAH范围,支持AAH的诊断,没有相应的血管征象佐证AIS,但结节的径线较大,AAH难有这样的直径,所以仍诊断

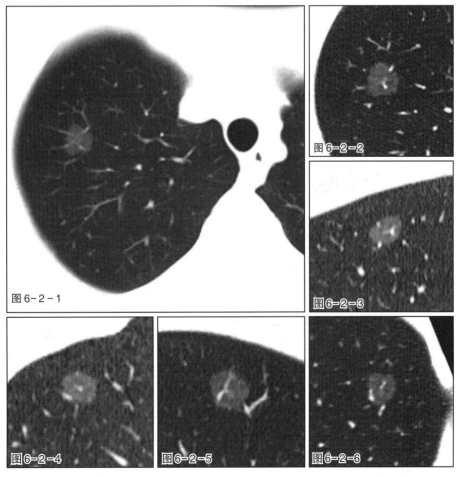

图6-2-1　5 mm横断位　　　　图6-2-2　1 mm薄层重建横断位
图6-2-3　1 mm薄层重建矢状位　　图6-2-4　1 mm薄层重建冠状位
图6-2-5　1 mm薄层重建多角度　　图6-2-6　1 mm薄层重建多角度

为AIS。结节内未见高密度实性成分,因此不考虑微浸润。

本例特点:纯磨结节,AAH的密度,直径大,病理为AIS。

3. 女,26岁,体检。无呼吸系统症状。

所见:左肺上叶前段磨玻璃结节影,横断位最大径线约12.0 mm×10.0 mm,CT值约为−602 HU。

瘤体内部:点状低密度影。

瘤—肺界面:结节边缘清晰。

血管征象:一支肺静脉通过结节,结节内的肺静脉有分支供应结节(图6-3-2、图6-3-4),结节周边见血管与结节相连,以矢状位明显。

影像诊断:原位腺癌

术后病理:原位腺癌

点评:本例磨玻璃结节影像属于典型的原位癌表现。瘤体清晰的边缘是排除炎症的重要征象,CT平均值为−602 HU,密度略偏低,但瘤体内的低密度影及相应的血管改变都支持原位癌的诊断。本例和AAH的鉴别要点:(1)AAH多小于5 mm,极少大于8 mm;(2)AAH的密度通常要更低更均匀,很少出现对应的血管改变。

需要注意的是患者非常年轻,只有26岁,结节直径已达12 mm,按原位癌的一般发展规律来推

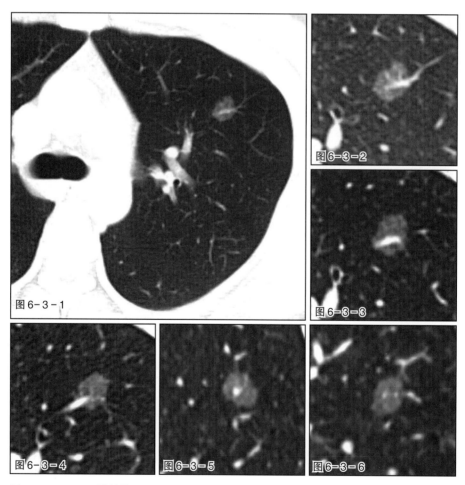

图6-3-1　5 mm横断位　　　　　　图6-3-2　1 mm薄层重建横断位

图6-3-3　1 mm薄层重建横断位　　图6-3-4　1 mm薄层重建横断位

图6-3-5　1 mm薄层重建矢状位　　图6-3-6　1 mm薄层重建冠状位

测,其发病的起始年龄可能在20岁左右。本例提醒我们,肿瘤的发病年龄已年轻化,恶性肿瘤的诊断思路上应该淡化年龄的因素。

4. 女性,30岁,体检。

所见:左肺上叶前段类圆形磨玻璃结节,横断位最大径线约8.0 mm,CT平均值为-622 HU。

瘤体内部:密度不均,隐约见点状、条索样稍高密度影。

瘤—肺界面:结节边缘清晰。

血管征象:肺静脉接近结节后发出小分支进入结节,且进入的血管增粗。

影像诊断:左上肺纯磨结节,考虑浸润前病变。

术后病理:原位腺癌

点评:本例磨玻璃结节影像学上仍偏向原位癌表现,清晰的边缘可以排除炎症,纯磨结节、约8 mm的瘤体直径尚不能完全排除AAH(虽然AAH多小于5 mm,但也有直径达到8.0 mm的情况)。CT平均值为-622 HU,密度偏低,更接近AAH的CT值。唯有血管征象支持AIS的诊断。慎重起见影像诊断范围进行扩大,浸润前病变(包含AAH和AIS)。结节内无实性密度,不考虑MIA。

本例特点:密度偏向AAH的纯磨,因有血管的改变(小分支进入结节,且进入的血管增粗),诊断还是AIS。

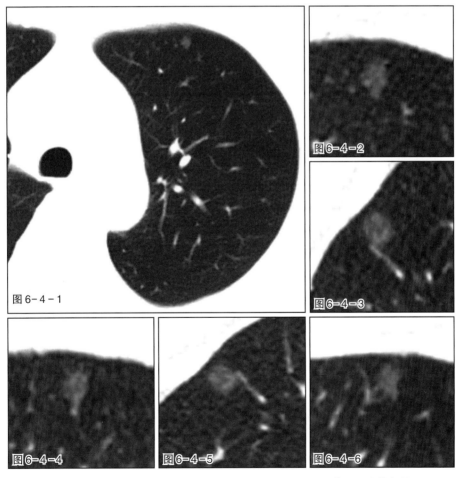

图6-4-1　5 mm横断位　　　　　图6-4-2　1 mm薄层重建横断位
图6-4-3　1 mm薄层重建矢状位　　图6-4-4　1 mm薄层重建冠状位
图6-4-5　1 mm薄层重建多角度　　图6-4-6　1 mm薄层重建多角度

5. 女性,30岁,体检。

所见:右肺下叶类圆形磨玻璃结节,横断位最大径线5.0 mm×4.3 mm,CT平均值为−567 HU。

瘤体内部:密度尚均,隐见多个小点状密度增高影。

瘤—肺界面:结节边缘清晰。

血管征象:两支血管与结节相连。

影像诊断:原位腺癌

术后病理:原位腺癌

点评:本例磨玻璃小结节影像是典型的AIS改变。类圆形纯磨,直径偏小为5 mm,这样的改变也常见于AAH,结节内部的征象不具特征,但其CT平均值落于典型的AIS区间,结节的血管改变也支持AIS的诊断,据此排除AAH。结节内没有高密度实性成分,因此也不考虑微浸润。

本例特点:小圆纯磨,典型的密度,两支血管连接。

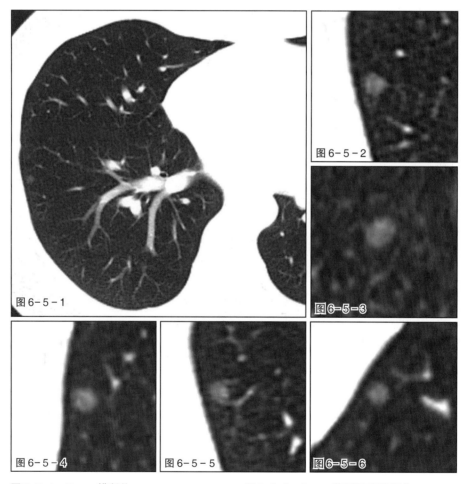

图6-5-1　5 mm横断位　　　　　　　图6-5-2　1 mm薄层重建横断位
图6-5-3　1 mm薄层重建矢状位　　　图6-5-4　1 mm薄层重建冠状位
图6-5-5　1 mm薄层重建多角度　　　图6-5-6　1 mm薄层重建多角度

6. 女性,27岁,体检。无呼吸系统症状。

所见:横断位左肺上叶前段有9.0 mm×8.0 mm近实性结节,密度欠均,内见圆点状的支气管断面影,结节境界清楚,有分叶,其叶间裂面呈宽基接触,斜裂略受牵拉移位。

影像诊断:左肺上叶前段亚实性结节,浸润性病变可能大。

术后病理:肺腺癌

点评:青年女性,结节并不完全实性,还是存在少许磨玻璃成分,特别是矢状位重建后类似混磨结节(图6-6-3),其内实性成分占据大部,同时见肺静脉分支进入结节并呈高密度结节(图6-6-5),CT影像高度提示肿瘤,因患者太年轻还不敢十分肯定上述的性质判断,术后病理肺腺癌。肺癌的发病年龄在年轻化。

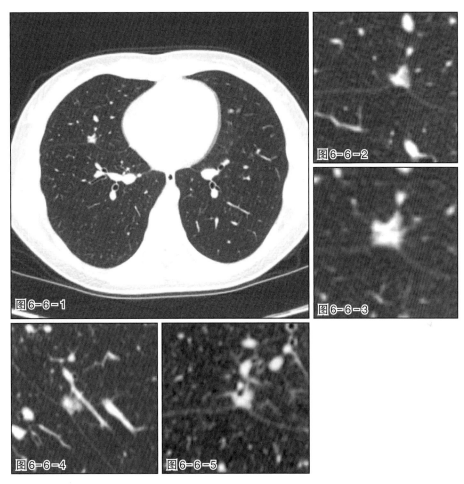

图6-6-1　5 mm横断位　　　　　　图6-6-2　1 mm薄层重建横断位
图6-6-3　1 mm薄层重建横断位　　图6-6-4　1 mm薄层重建矢状位
图6-6-5　1 mm薄层重建冠状位

第七节　经验教训实例

AIS、MIS易混淆

典型的AIS和MIS，在CT图像上多数能够给予区分，但达到影像诊断与术后病理相对应，有时是很困难的。即使是两个完全相近的影像改变，病理的结论却是各异，放射科有句老话"同病异影，异病同影"，在磨玻璃结节的诊断上仍然适用。影像诊断追求与病理诊断相符，以现有的技术仍达不到。现以几组病例进一步说明。

第一组：病例1和病例2的CT图像上的结节影非常相似，但病理结果却不同，前者为原位癌，后者为微浸润。

1. 女性，40岁，体检。

所见：右肺上叶尖段胸膜下见类圆形的磨玻璃结节影，横断位最大径线9.3 mm×7.1 mm，CT

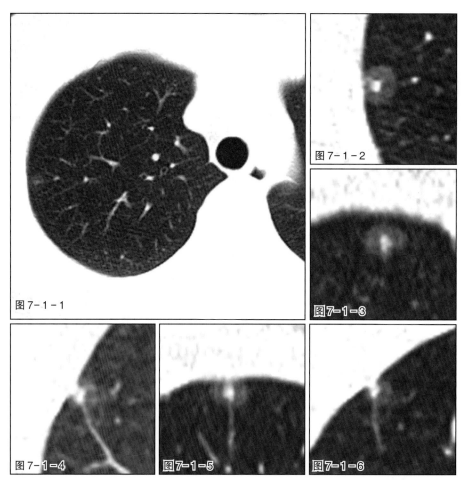

图7-1-1　　5 mm横断位　　　　　　图7-1-2　　1 mm薄层重建横断位
图7-1-3　　1 mm薄层重建矢状位　　图7-1-4　　1 mm薄层重建冠状位
图7-1-5　　1 mm薄层重建多角度　　图7-1-6　　1 mm薄层重建多角度

平均值为−545 HU。

瘤体内部：密度不均，中心见点状实性结节。

瘤—肺界面：结节边缘清晰，一侧紧贴胸膜。

血管征象：单支肺静脉进入结节中心，连接点状结节，该支静脉进入结节前发出细小分支进入结节的外带。

影像诊断：右上肺尖段混合磨玻璃结节，考虑MIS。

术后病理：原位腺癌

点评：本例磨玻璃结节影像学有点特别，清晰的边缘可以排除炎症。结节内的实性结节与周围磨玻璃成分形成混磨病灶，典型的结节套结节，供应结节的血管分支相对较粗，并进入结节中的实性成分，影像诊断偏向浸润性病变，考虑结节本身不大，中心的实性成分只有约2.0 mm，实性占比不高，诊断还是考虑MIA。

本例特点：混磨结节，结节套结节（磨玻璃结节内见高密度结节），病理为原位腺癌。

2. 女性,50岁,体检。

所见：左肺下叶类圆形混合磨玻璃结节影，直径约7 mm，CT平均值为−325 HU。

瘤体内部：密度不均，点状低密度影，点状实质性成分，小于5 mm。

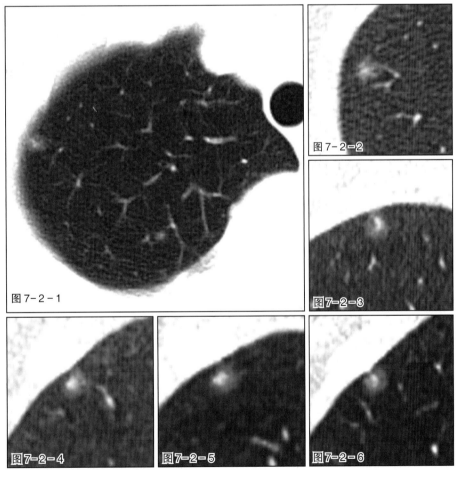

图 7-2-1

图 7-2-2

图 7-2-3

图 7-2-4　　　　　图 7-2-5　　　　　图 7-2-6

图 7-2-1　5 mm 横断位　　　　　图 7-2-2　1 mm 薄层重建横断位

图 7-2-3　1 mm 薄层重建矢状位　　图 7-2-4　1 mm 薄层重建冠状位

图 7-2-5　1 mm 薄层重建多角度　　图 7-2-6　1 mm 薄层重建多角度

瘤—肺界面：结节边缘清晰。

血管征象：血管与结节相连，部分血管进入结节内局部增粗。

影像诊断：微浸润腺癌

术后病理：微浸润腺癌

点评：本例磨玻璃小结节影像学特点，结节偏小，密度不低，典型的空泡征、结节套结节，相应的血管征象，理应诊断MIS而不考虑AIS。

第二组：病例3和病例4的CT图像上的结节相似，但病理结果却不同，前者为原位癌，后者为微浸润。

3. 女性，49岁，体检。

所见：左肺下叶后基底段类圆形磨玻璃结节灶，横断位最大径线6.2 mm×5.8 mm，CT平均值为−477 HU。

瘤体内部：密度不均，瘤体中心偏胸膜侧结节状的密度偏高影（图7-3-3、图7-3-5、图7-3-6），其在瘤体内占比随不同角度的切面差异较大。

瘤—肺界面：结节边缘清晰。

血管征象：见细小血管支与结节相连。

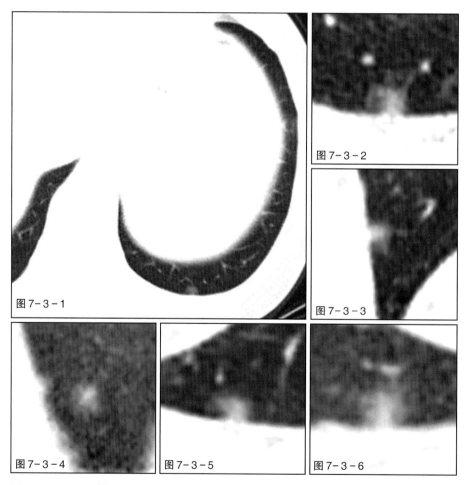

图7-3-1　5 mm横断位　　　　　图7-3-2　1 mm薄层重建横断位
图7-3-3　1 mm薄层重建矢状位　　图7-3-4　1 mm薄层重建冠状位
图7-3-5　1 mm薄层重建多角度　　图7-3-6　1 mm薄层重建多角度

影像诊断：左肺下叶后基底段类圆形磨玻璃结节，微浸润可能。

术后病理：原位腺癌

点评：本例磨玻璃结节直径不大，最大径线约6 mm，但结节内部的密度不均，外围密度偏低，中心密度偏高，直观上更像是纯磨结节内部又出现一个更高密度的结节，形象的称为混磨结节或结节套结节，清晰的边缘是排除炎症的重要征象，瘤体的CT平均值略高于常见的AIS的CT值。因此，诊断考虑MIA。结节较小，边缘光滑，其密度相对浸润性腺癌的密度偏低明显，因此也不考虑IAC。

本例特点：混磨小结节，结节套结节（磨玻璃结节内见高密度结节），病理为原位腺癌。

4. 女性，62岁，体检。

所见：左肺上叶尖后段类圆形混合磨玻璃结节影，直径约9 mm，CT平均值为−414 HU。

瘤体内部：密度不均，点状、条状密度增高影。

瘤—肺界面：结节边缘清晰，尖角样突起。

血管征象：见血管与结节相连，一支相对较粗的肺静脉进入结节。

胸膜征象：结节一侧紧贴胸膜。

影像诊断：左肺上叶混磨结节，考虑微浸润腺癌。

术后病理：微浸润腺癌

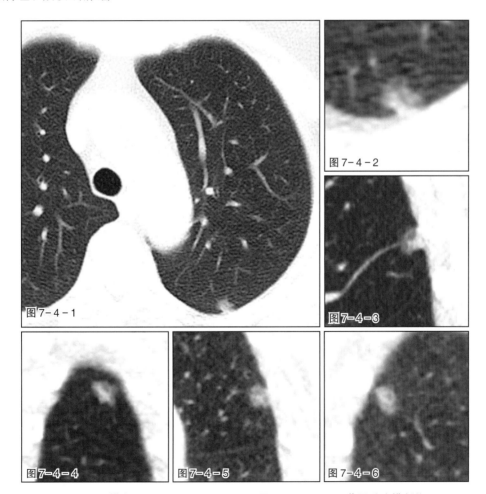

图7-4-1　5 mm横断位　　　　　图7-4-2　1 mm薄层重建横断位
图7-4-3　1 mm薄层重建矢状位　　图7-4-4　1 mm薄层重建冠状位
图7-4-5　1 mm薄层重建多角度　　图7-4-6　1 mm薄层重建多角度

点评：本例结节为典型混磨结节，清晰的边缘是排除炎症的重要征象。结节内高密度成分主要位于结节的后部区域，类似结节套结节征象，但其在结节内占比不高，诊断偏向于AIS和MIA。尖角样的突起可看到棘突征，在AIS中不多见，相对较粗的血管进入结节，提示结节的血管供养充分，结节CT平均值落于典型的MIS范围。因此诊断MIS。

囊腔型肺癌误诊

男性，51岁，体检。无呼吸系统症状。

所见：2013年CT图像（图7-5-1）及2014年CT图像（图7-5-2）见左肺舌段薄壁囊腔影，大小及密度无明显变化，腔壁厚薄均匀。2015年CT图像（图7-5-3、图7-5-4）见囊腔的前壁出现结节样影及磨玻璃密度影。

点评：本例患者2017年接受化疗后于次年去世，2013年和2014年明确诊断还是有难度的，但在2015年的CT图像上出现腔壁结节及磨玻璃影，应该可以明确诊断，但由于当时的经验不足，还不敢下明确诊断，仅提示患者到专科医院进一步检查。2年后，2017年CT图像（图7-5-5）直接表现为肿块，说明病情的后程发展较快。实际上再仔细观察2013年及2014年的囊腔，后者的张力增大了，提醒我们对于囊腔病灶的随访观察应该更细致。

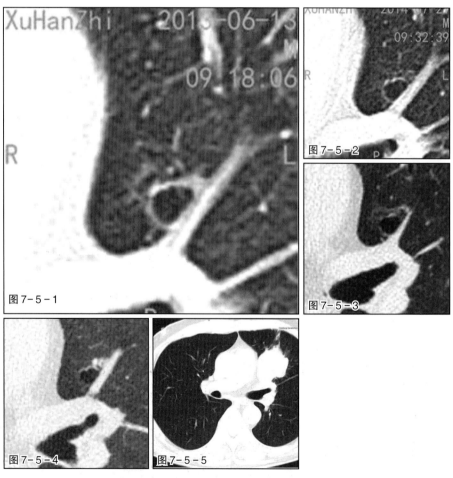

图7-5-1　2013年左肺舌段薄壁囊腔影　　图7-5-2　2014年左肺舌段薄壁囊腔影
图7-5-3　2015年左肺舌段薄壁囊腔影　　图7-5-4　2015年左肺舌段薄壁囊腔影
图7-5-5　2017年左肺舌段肿块

腺癌漏诊误诊

1. 女性，27岁，体检。无呼吸系统症状。

所见：2015年的CT图像横断位左肺上叶前段9.0 mm×8.0 mm近实性结节，密度欠均，内见圆点状的支气管断面影，结节境界清楚，有分叶，其叶间裂面呈宽基接触，斜裂略受牵拉移位。2018年的CT图像见结节增大，横断位11.0 mm×10.0 mm，内圆点状的支气管断面影已被实性成分代替，结节有明显的分叶、棘状突起、短毛刺。

影像诊断：2015年CT图像上见左肺上叶前段实性结节，硬结灶可能，建议随访复查。

2018年CT图像上见左肺上叶前段实性结节，较前片增大，考虑肺癌。

术后病理：肺腺癌

点评：青年女性，第一次胸部CT片发现小的实性结节，思维的定式常常不考虑恶性肿瘤，更多考虑为良性病灶，导致图像的后处理上做得不够细致。回顾性分析，本例经过仔细处理图像后发现，2015年的CT图像中结节并不完全实性，还是存在少许磨玻璃成分，特别是重建矢状位后类似混磨结节，其内实性成分占据大部分，同时见肺静脉分支进入结节并呈高密度结节（图7-6-5），以此征象

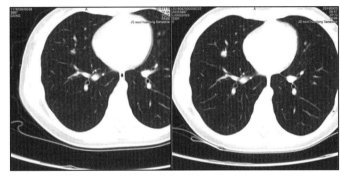

图7-6-1　2015.11（左图）、2018.08（右图）5 mm
横断位

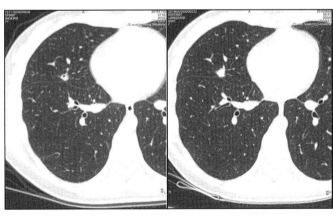

图7-6-2　2015.11（左图）、2018.08（右图）1 mm
薄层重建横断位

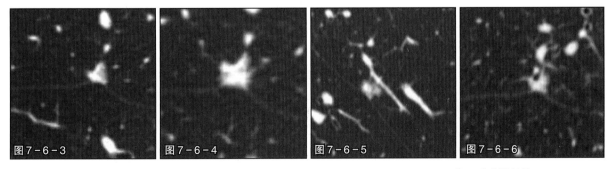

图7-6-3　2015.11，1 mm薄层重建横断位　　图7-6-4　2015.11，1 mm薄层重建横断位
图7-6-5　2015.11，1 mm薄层重建矢状位　　图7-6-6　2015.11，1 mm薄层重建冠状位

分析2015年即应考虑腺癌。退一步说,即使不敢十分肯定上述的性质判断,但至少应给与一定的警惕,不至于延误到3年后才复查。本例的教训深刻,对青年人的肺部原发性恶性肿瘤仍要保持警觉,肺癌的发病年龄在年轻化,图像的处理不能马虎。

2. 男性,52岁,体检。

所见:2016年CT图像右上肺后段不规则混磨结节,即磨玻璃结节内套实性结节,其内实性成分占比超过50%,结节的边缘清晰,有毛刺,进入结节的血管增粗,进入结节的支气管呈"截断"征象。对比2015年CT图像5 mm横断位图,右上肺后段局部似有磨玻璃影,但不十分确切。

影像诊断:右上肺后段混磨结节,考虑浸润性腺癌。

术后病理:浸润性腺癌

点评:本例2016年的CT图像属于典型的腺癌表现,混磨结节,其内实性成分占比较高,相应的血管及支气管征象都支持肺癌的诊断,结节有清晰的边缘可以与炎症鉴别。本例遗憾的是缺少前一年的薄层图像,2015年的CT图像5 mm横断位图很难判断肿瘤发生部位是否已存在病灶(漏诊?或肺部原发肿瘤的发生进展很快?)。从中吸取的教训:(1)肺部扫描1 mm薄层重建十分重要;(2)肺部原发的肿瘤病灶确实存在发生、发展都较快的情况,给1次/年的胸部CT筛查肺癌提供了证据。

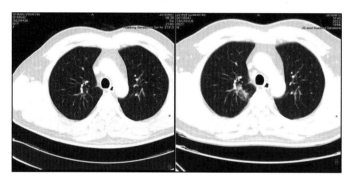

图7-7-1　2015.06(左图)、2016.08(右图)5 mm横断位

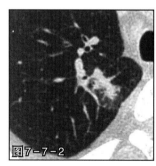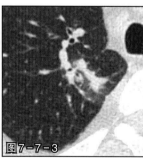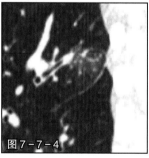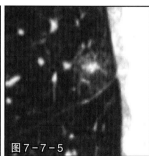

图7-7-2　2016.08,1 mm薄层重建横断位　　图7-7-3　2016.08,1 mm薄层重建横断位
图7-7-4　2016.08,1 mm薄层重建矢状位　　图7-7-5　2016.08,1 mm薄层重建冠状位

实性结节的变化

1. 男性,65岁,体检。

所见:2016年CT图像上见左下叶背段相应部位未见病灶;2017年CT图像上见左下叶背段最

大径线约7.2 mm的实性结节；2018年CT图像上见左下肺背段结节增大，最大径线17.2 mm。分析2017年的结节灶，结节的边缘基本是清晰的，横断位进入结节的血管为较粗的肺静脉分支，结节有浅分叶及棘状突起。1年后结节明显增大，分叶、毛刺更加明显，符合肿瘤的生物学行为。

影像诊断：2017年，左下叶背段实性结节，炎症？建议抗炎治疗后复查。

2018年，右下叶背段实性结节，肺癌。

术后病理：腺癌

点评：本例肺腺癌的发生、发展只有一年的时间，2016年CT图像上见左下肺背段明确没有病灶（图7-8-1），1年后突然出现的实性结节，通常的影像诊断首先要排除炎症，临床工作中，小的实性结节大部分都是良性病灶，极少部分是恶性病灶，因病灶小，多缺少特异性的征象。该例患者体检后并

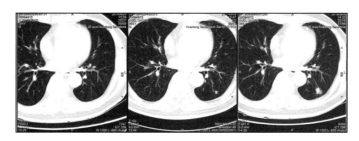

图7-8-1　2016.09（左）、2017.09（中）和2018.09（右）5 mm横断位

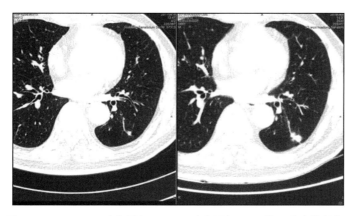

图7-8-2　2017.09（左图）、2018.09（右图）1 mm薄层重建横断位

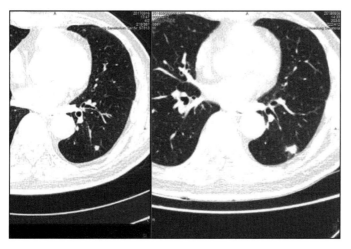

图7-8-3　2017.09（左图）、2018.09（右图）1 mm薄层重建横断位

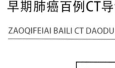
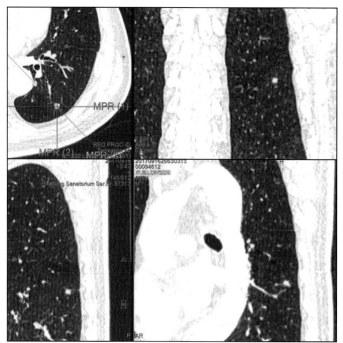

图7-8-4　2017.09,1 mm薄层重建横断位(上左)、矢状位(上右)、冠状位(下左)、斜位(下右)

未遵从影像科的建议抗炎复查,在第2年的体检发现病灶增大后予以确诊。

本例吸取的教训:(1)实性小结节的定性需要小心,仅凭一次的胸部CT图像判断是困难的,严格按照复查的时间复查才能有效避免延误诊断;(2)原发性肺癌确有发生、发展都较快(类似突然出现或者说1年内突然冒出)的情况,如果作为肺癌筛查,一年一度的胸部CT检查还是有必要的。

2. 女性,53岁,体检。无呼吸系统症状。

所见:右肺多发实性小结节,1年后结节明显增大,纵隔窗显示右第5肋骨出现骨质破坏。

点评:首次CT表现为右肺多发性实性小结节,诊断为右肺陈旧性病灶。次年实性结节均有明显增大,肺门及纵隔淋巴结增大,右侧肋骨破坏。明确诊断肺腺癌、肺内转移、淋巴结转移、肋骨转移。行靶向治疗。

回顾2017年的CT图像,3个实性小结节,最大位于右下叶前段,直径11 mm。2个直径较小,约6 mm的结节,位于斜裂边上,边缘清楚,没有明显的分叶、毛刺,也没有明显的血供,局部斜裂无变化。换言之,2个小结节除实性外无特征,仅靠CT图像无法判断其性质。临床上光滑的实性小结节大多为良性(此病例是由经验犯错)。

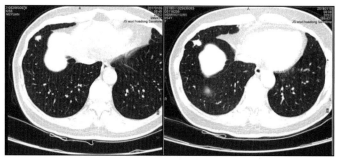

图7-9-1　1 mm薄层重建横断位,2017年(左图)右下叶前段实性小结节最大径线11.0 mm,2018年(右图)右下叶前段实性小结节最大径线15.0 mm

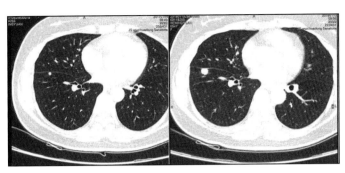

图7-9-2　1 mm薄层重建横断位,2017年(左图)右下叶背段实性小结节最大径线6.6 mm,2018年(右图)右下叶背段实性小结节最大径线11.7 mm

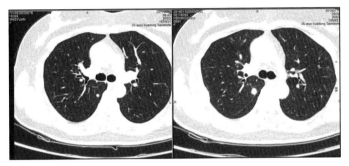

图7-9-3　1 mm薄层重建横断位,2017年(左图)右上叶后段实性小结节最大径线5.8 mm,2018年(右图)右上叶后段实性小结节最大径线9.7 mm

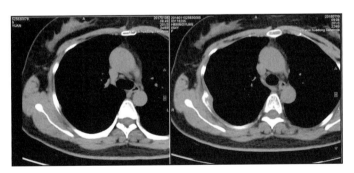

图7-9-4　1 mm薄层重建横断位纵隔窗2017年(左图)正常,2018年(右图)右第5肋骨出现转移灶

再仔细甄别右下叶前段的较大的实性结节,结节的边缘不光滑,有明显的尖角状的实性突起,突起的尖端还可见线样影继续向纵隔侧延伸并相连(长毛刺?),实性结节的外侧可见少许磨玻璃密度影(从磨玻璃结节演变为实性结节?)。当然,这些都是已知结果回头看(事后诸葛亮),但不管如何,实性结节的尖角样突起还是明显可见的征象,在前面浸润性腺癌的病例中明确强调,实性小结节在不能肯定排除恶性病变时,勿轻下良性结论。随访3个月复查的重要性在此病例再度体现。

3. 女性,44岁,体检。无呼吸系统症状。

所见:2016年CT图像横断位上见左肺上叶前段示7.0 mm×8.6 mm欠规则的实性结节,2017年CT图像中的结节明显增大,横断位15.2 mm×13.0 mm(图7-10-1、图7-10-2),多角度薄层观察实性结节呈前后径长、上下径短的"花生"形状(图7-10-3、图7-10-4),结节的境界较清楚,瘤—肺分界明显,结节有明显的分叶、棘状突起、短毛刺。

影像诊断:2016年诊断为左肺上叶前段实性结节,硬结灶可能,建议随访复查。

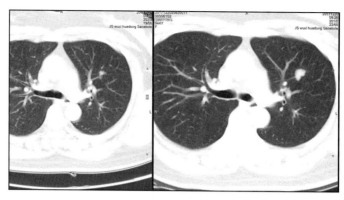

图7-10-1　2016.10（左图）、2017.12（右图）5 mm横断位

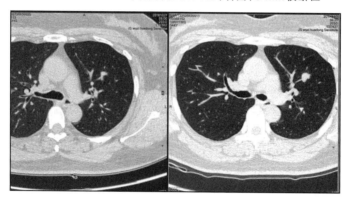

图7-10-2　2016.10（左图）、2017.12（右图）1 mm薄层重建横断位

2017年诊断为左肺上叶前段实性结节，较前片增大，考虑肺癌。
术后病理：肺腺癌

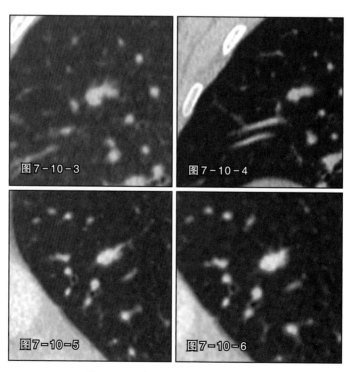

图7-10-3　2016.10,1 mm薄层重建矢状位　图7-10-4　2016.10,1 mm薄层重建矢状位
图7-10-5　2016.10,1 mm薄层重建冠状位　图7-10-6　2016.10,1 mm薄层重建冠状位

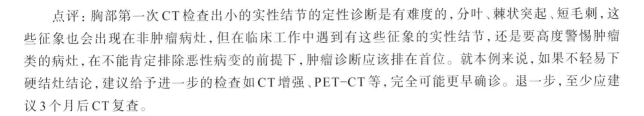

点评：胸部第一次CT检查出小的实性结节的定性诊断是有难度的，分叶、棘状突起、短毛刺，这些征象也会出现在非肿瘤病灶，但在临床工作中遇到有这些征象的实性结节，还是要高度警惕肿瘤类的病灶，在不能肯定排除恶性病变的前提下，肿瘤诊断应该排在首位。就本例来说，如果不轻易下硬结灶结论，建议给予进一步的检查如CT增强、PET-CT等，完全可能更早确诊。退一步，至少应建议3个月后CT复查。

4. 男性,58岁,体检。

所见：2016年CT图像上见左肺尖无病灶痕迹（图7-11-1）；2017年CT图像上见左肺尖约9.0 mm混磨密度结节，结节的前半部为实性部分，后半部则为磨玻璃密度，境界欠清，特别是磨玻璃部分的边缘较模糊（图7-11-2、图7-11-3、图7-11-4）；2018年CT图像上见左肺尖约5.0 mm不规则班结灶，密度偏高，接近实性密度（图7-11-5、图7-11-6）。

影像诊断：2017年诊断为左肺尖结节，炎症？建议抗炎治疗后非常。

2018年诊断为左肺尖结节，硬结灶可能。

术后病理：隐球菌感染

点评：本例实性结节最终采取手术治疗，可能原因是手术医生未查看到患者的前两年CT图像，仅根据2018年CT片判断这个实性结节的风险因素较大，所以进行手术。如果把患者的3年CT图像同时观察，误诊的概率会小很多。第1年肺上没有任何痕迹，第2年肺尖有混磨密度的小结节影，第3年有实性结节灶。第2年的混磨结节实际是较典型的炎性结节，结节的境界不是很清晰，特别是磨玻璃部分，边界模糊，实际上是局部渗出性改变造成。随着时间推移，渗出性病灶吸收只留下实性部分。

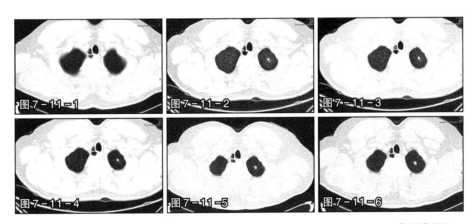

图7-11-1 2016.05,5 mm横断位   图7-11-2 2017.05,1 mm薄层横断位
图7-11-3 2017.05,1 mm薄层横断位   图7-11-4 2017.05,1 mm薄层横断位
图7-11-5 2018年,1 mm薄层横断位   图7-11-6 2018年,1 mm薄层横断位

良性AAH误诊

女性,45岁,体检。无呼吸系统症状。

所见：左肺下叶背段混杂密度磨玻璃结节，2015年及2016年横断位CT图像变化不大，最大径线9.1 mm × 6.6 mm，CT平均值为−259.3 HU，境界比较清楚，形态不太规则，横断位结节的后外侧有明显的切迹凹陷。1 mm重建矢状位及冠状位见肺静脉与其相连，矢状位见进入的血管增粗。

影像诊断：左肺下叶背段混杂密度磨玻璃结节，考虑微浸润腺癌。

术后病理：非典型腺瘤样增生

点评：左肺下叶背段混杂密度磨玻璃结节，很像微浸润腺癌。但术后病理明确影像诊断错误，原因还是忽略了一些征象：(1) 混磨结节，其CT值为−259 HU，这样的密度在微浸润腺癌的病例中密度是略偏高的，如果是肿瘤则间接提示其细胞的增殖速度不会太慢，即病灶不会处于惰性发展，而本例1年后的病灶变化不大，其生长归于惰性，因此用肿瘤难以解释；(2) 矢状位见进入的血管增粗是真的吗？重建冠状位明确地显示一个纯磨的小结节紧贴着走行的肺静脉，这支肺静脉未受任何影响，但肺静脉的走行有点特别，锐角折向下。正因此，在重建矢状位误判为血管进入结节增粗。如果抓住这两点，应该可以避免手术。

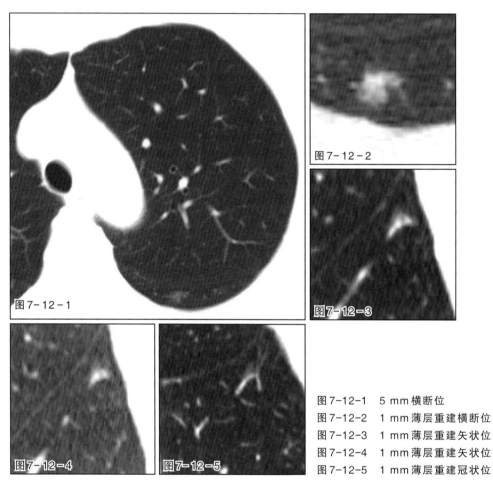

图7-12-1

图7-12-2

图7-12-3

图7-12-4

图7-12-5

图7-12-1　5 mm横断位
图7-12-2　1 mm薄层重建横断位
图7-12-3　1 mm薄层重建矢状位
图7-12-4　1 mm薄层重建矢状位
图7-12-5　1 mm薄层重建冠状位

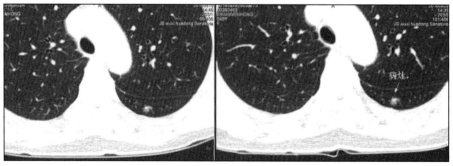

病灶

图7-12-6　2015年（左图）、2016年（右图）1 mm薄层横断位

其他

1.男性,56岁,体检。无呼吸系统症状。

所见:右下肺2个磨玻璃结节,大的混合磨玻璃结节,横断位最大径线20.0 mm×27.0 mm,CT平均值为-519 HU;小的位于胸膜下,与胸膜宽基接触(图7-13-6),最大径线约5.0 mm,CT平均值为-579 HU。

瘤体内部:大者密度不均,见多个点状低密度影、点状高密度影及条状高密度影;小的结节密度相对较均。

瘤—肺界面:大者结节边缘清晰,有明显深分叶;小的结节边界重建横断位显示不清,多角度重

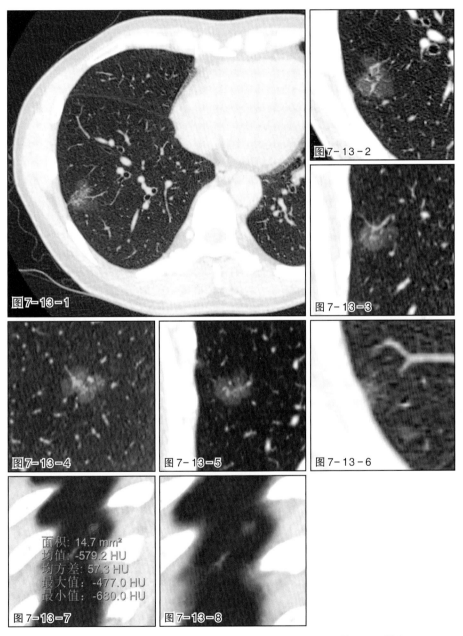

图7-13-1　5 mm横断位	图7-13-2　1 mm薄层重建横断位
图7-13-3　1 mm薄层重建冠状位	图7-13-4　1 mm薄层重建矢状位
图7-13-5　1 mm薄层重建斜位	图7-13-6　1 mm薄层重建横断位(显示小结节)
图7-13-7　1 mm薄层重建多角度(显示小结节)	图7-13-8　1 mm薄层重建多角度(显示小结节)

建显示结节的边缘是清晰的。

　　血管征象：混磨结节显示多支血管多方位与结节相连，并进入结节增粗、相互"联通"。

　　胸膜征象：局部胸膜牵拉（图7-13-2）。

　　影像诊断：右下肺多发磨玻璃结节，浸润性腺癌（大），原位腺癌（小）。

　　术后病理：浸润性腺癌（大），原位腺癌（小）。

　　点评：本例为多发磨玻璃结节，大的影像特殊，直径较大，已接近30 mm，其密度按结节的定义完全可归为纯磨结节，结节内血管显得杂乱不均，因此称其混磨结节更加恰当，肯定不予考虑AAH。清晰的瘤—肺界面，边缘的深分叶也可排除炎症病变，浸润性或微浸润是鉴别的重点。浸润性腺癌以实性结节多见，其次表现为亚实性结节。通常在亚实性结节中，实性占比也较高，纯磨结节则很少见。本例结节直径大，杂乱血管提示血供丰富，诊断还是应该考虑浸润性肿瘤。术后病理证实了影像的判断。

　　本例特点：（1）纯磨大结节，病理为IAC；（2）一叶肺里多发肺癌，各自独立，病理进程不一。

2. 女性，47岁，体检。

　　所见：右肺中叶外侧段近椭圆形磨玻璃结节，横断位最大径线4.3 mm×5.8 mm，CT平均值为-516 HU。

　　瘤体内部：密度不均，点状高密度影及条状高密度影，少许点状低密度影。

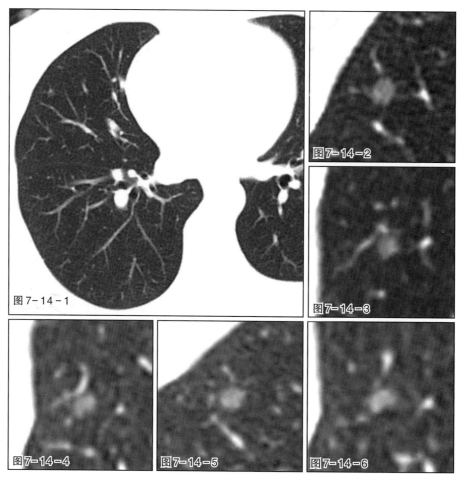

图7-14-1　5 mm横断位

图7-14-2　1 mm薄层重建横断位

图7-14-3　1 mm薄层重建矢状位

图7-14-4　1 mm薄层重建冠状位

图7-14-5　1 mm薄层重建多角度

图7-14-6　1 mm薄层重建多角度

瘤—肺界面：结节边缘清晰。

血管征象：见细小血管与结节相连。

影像诊断：右肺中叶纯磨玻璃结节，考虑原位癌。

术后病理：原位腺癌

点评：本例磨玻璃结节影像学特点，清晰的瘤—肺界面是排除炎症的重要征象，类圆形纯磨玻璃结节，直径偏小，5 mm左右，这样的改变也常见于AAH，结节内部密度不均，少许点状低密度影同样可见于AAH，但AAH的密度通常要低于AIS，其CT平均值大多低于−600 HU，本例CT平均值落于典型的AIS区间，另外AAH一般也无明显的血管相连。因此据此可排除AAH。结节内没有高密度实性成分，因此也不考虑微浸润。

本例在5 mm横断位图极易误判为血管而遗漏病灶，1 mm薄层图像则清晰显示磨玻璃结节。该病例提示观察薄层图像十分重要，可有效地发现隐蔽病灶，避免漏诊。

3. 女性，50岁，体检。无呼吸系统症状。

所见：右肺下叶后基底段类圆形磨玻璃结节影，横断位最大径线7.0 mm×5.0 mm，CT平均值为−268 HU。

瘤体内部：密度不均，内见小空腔影及点状实性结节影。

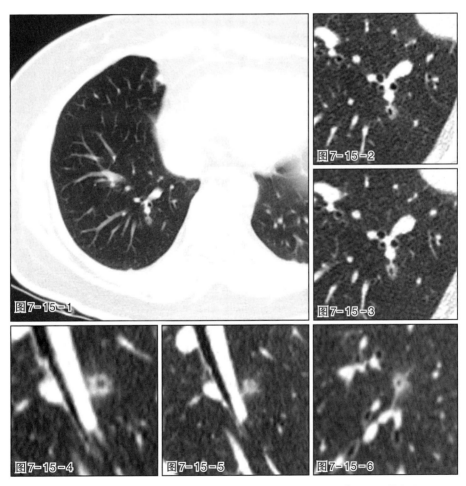

图7-15-1　5 mm横断位　　　　　图7-15-2　1 mm薄层重建横断位
图7-15-3　1 mm薄层重建横断位　　图7-15-4　1 mm薄层重建矢状位
图7-15-5　1 mm薄层重建矢状位　　图7-15-6　1 mm薄层重建冠状位

瘤—肺界面：结节边缘清晰。

血管征象：附近较大血管的细分支与结节相连,且见血管进入结节内局部增粗呈点状结节。

影像诊断：微浸润腺癌

术后病理：微浸润腺癌

点评：本例磨玻璃结节影像学改变属于典型的微浸润腺癌表现。病灶清晰的边缘是排除炎症的重要征象,瘤体内部低密度影及高密度影构成一个混杂密度的磨玻璃结节,多角度显示结节与血管相连,局部进入结节处增粗呈点状结节。CT平均值为−268 HU,密度略偏高,但结节内实性成分的占比并不高,因此也不考虑IAC。

本例横断位图,不管是5 mm还是1 mm极易漏诊,受附近正常的血管和支气管分支断面的影响,稍加疏忽极易把结节内的空腔误判为支气管的横断面,但仔细观察会发现,即使空腔是支气管的横断面,其腔壁也不会如此增厚,薄层重建多角度使病灶一目了然。

4. 女性,45岁,体检。

所见：右肺下叶类圆形磨玻璃结节影,横断位最大径线5.5 mm×4.5 mm,CT平均值为−526 HU。

瘤体内部：密度不均,点状及条状稍高密度影,少许点状低密度影。

瘤—肺界面：结节边缘清晰。

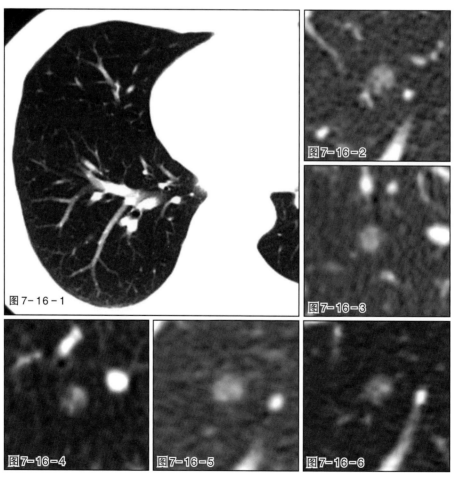

图7-16-1　5 mm横断位　　　　　图7-16-2　1 mm薄层重建横断位
图7-16-3　1 mm薄层重建矢状位　　图7-16-4　1 mm薄层重建冠状位
图7-16-5　1 mm薄层重建多角度　　图7-16-6　1 mm薄层重建多角度

血管征象：见细小血管与结节相连。

影像诊断：右肺下叶后基底段磨玻璃结节，考虑原位癌。

术后病理：原位腺癌

点评：本例磨玻璃结节影像学特点，清晰的瘤—肺界面是排除炎症的重要征象，类圆形纯磨玻璃结节，直径偏小，5.0 mm左右，这样的改变也常见于AAH。结节内部密度不均，少许点状低密度影同样可见于AAH，但AAH的密度通常要低于AIS，其CT平均值大多低于−600 HU。本例CT平均值落于典型的AIS区间，另外AAH一般也无明显的血管相连。因此据此可排除AAH。结节内没有高密度实性成分，因此也不考虑微浸润。

本例特点：在5 mm横断位图极易误判为血管而遗漏病灶，1 mm薄层图像则清晰显示磨玻璃结节。该病例提示观察薄层图像十分重要，可有效地发现隐蔽病灶，避免漏诊。

图书在版编目(CIP)数据

早期肺癌百例CT导读 / 左翔主编. —上海:上海科学普及出版社,2020
ISBN 978-7-5427-7711-9

Ⅰ.①早… Ⅱ.①左… Ⅲ.①肺癌-机算机X线扫描
体层摄影-诊断学 Ⅳ.①R734.204

中国版本图书馆CIP数据核字(2020)第116840号

策划统筹　蒋惠雍
责任编辑　陈星星　俞柳柳
装帧设计　赵　斌

早期肺癌百例CT导读
左　翔　主编
上海科学普及出版社出版发行
(上海中山北路832号　邮政编码200070)
http://www.pspsh.com

各地新华书店经销　苏州市越洋印刷有限公司印刷
开本　889×1194　1/16　印张9　字数250 000
2020年7月第1版　2020年7月第1次印刷

ISBN 978-7-5427-7711-9　定价:98.00元
本书如有缺页、错装或坏损等严重质量问题
请向工厂联系调换
联系电话:0512-68180628